解读

欧洲冠心病抗血小板
治疗指南2018

颜红兵　宋　莉 ◎ 主编

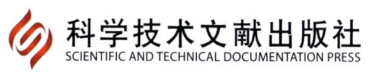

·北京·

图书在版编目（CIP）数据

解读欧洲冠心病抗血小板治疗指南.2018/颜红兵，宋莉主编. —北京：科学技术文献出版社，2018.3
ISBN 978-7-5189-4031-8

Ⅰ.①解… Ⅱ.①颜…②宋… Ⅲ.①冠心病—抗凝疗法—指南 Ⅳ.①R541.405-62

中国版本图书馆CIP数据核字（2018）第041433号

解读欧洲冠心病抗血小板治疗指南.2018

| 策划编辑：赵春月 | 责任编辑：蔡 霞 赵春月 | 责任校对：文 浩 | 责任出版：张志平 |

出 版 者	科学技术文献出版社
地　　　址	北京市复兴路15号　邮编 100038
编 务 部	（010）58882938，58882087（传真）
发 行 部	（010）58882868，58882874（传真）
邮 购 部	（010）58882873
官 方 网 址	www.stdp.com.cn
发 行 者	科学技术文献出版社发行　全国各地新华书店经销
印 刷 者	北京地大彩印有限公司
版　　　次	2018年3月第1版　2018年3月第1次印刷
开　　　本	787×1092　1/16
字　　　数	130千
印　　　张	9
书　　　号	ISBN 978-7-5189-4031-8
定　　　价	88.00元

版权所有　违法必究

购买本社图书，凡字迹不清、缺页、倒页、脱页者，本社发行部负责调换

编委会

主　编　颜红兵　宋　莉

编　者（姓氏笔划排序）

王　维　国家心血管病中心　中国医学科学院阜外医院

李健楠　国家心血管病中心　中国医学科学院阜外医院

张　璇　国家心血管病中心　中国医学科学院阜外医院

陈　艺　国家心血管病中心　中国医学科学院阜外医院

周金英　国家心血管病中心　中国医学科学院阜外医院

谭宇（秘书）　国家心血管病中心　中国医学科学院阜外医院

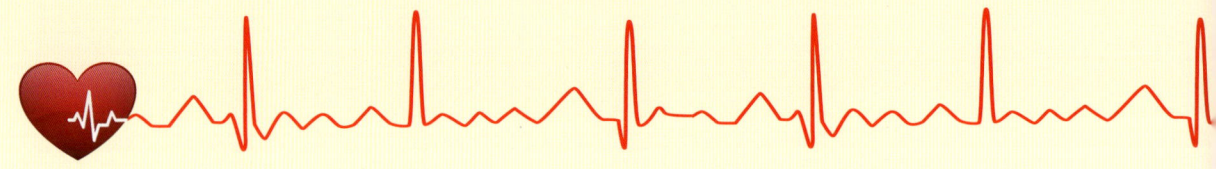

前 言
foreword

双联抗血小板治疗（dural antiplatelet therapy，DAPT）是在口服阿司匹林基础上加上一种 P_2Y_{12} 受体抑制剂（氯吡格雷或替格瑞洛或普拉格雷），是冠状动脉粥样硬化性心脏病的重要抗栓治疗，是心血管医学领域最受关注的治疗方案之一。欧洲心脏病学会（European Society of Cardiology，ESC）在 2004 年曾发表抗血小板治疗专家共识。过去 13 年，在经历了从更安全（从噻氯吡啶到氯吡格雷）到更有效和可预测（从氯吡格雷到替格瑞洛或普拉格雷）同时关注最佳治疗时间的研究后，P_2Y_{12} 抑制策略得到了逐步完善。大量随机对照试验结果显示，虽然出现了更安全的新一代药物洗脱支架（drug-eluting stent，DES），但是 DAPT 仍然是全面预防支架血栓形成的有效方法，同时可以降低非支架相关心肌梗死和卒中的长期风险。目前，对 DAPT 的关注已经从预防支架血栓的局部策略，转向预防血栓形成动脉血管阻塞来全面保护患者的全身策略。然而，由于现有研究和有限证据的明显冲突，如何优化冠心病 DAPT 最佳方式和治疗时间仍然是目前临床上面临的重要挑战。为了回答临床中的众多问题，ESC 在时隔 13 年后对原来的专家共识进行了重点修订，并于 2017 年 8 月 25 日正式发表。

毫无疑问，新版指南较 2004 年 ESC 发表的抗血小板治疗专家共识有了质的飞跃，即从关注支架的局部策略，转向以患者为中心的全面策略。与 2016 年 ACC 和

AHA发表的DAPT指南比较，欧洲新版指南更加具体，临床可操作性更强。然而，限于现有的循证学证据和认识，新版指南不可能回答目前所有临床问题。此外，欧洲的指南通常比美国的指南要激进些，其制定主要是依据欧洲的实践，中国同行在应用时要注意这些问题。

目前临床上还有很多有待回答的问题。目前至少要尽快回答四个问题：第一，要清楚定义DAPT的内涵。第二，有太多的血小板活化途径，因此，基因检测将来一定会有重要的地位；同时有待评估DAPT联合低度抗凝治疗在某些高危缺血急性冠状动脉综合征患者中的地位。第三，需要重新评价阿司匹林在长期抗血小板治疗中的地位。第四，需要评估60mg替格瑞洛作为治疗剂量的价值。

为了帮助中国同行进一步理解ESC新版指南，我们在该指南每一章后进行评注，编译了这本《解读欧洲冠心病抗血小板治疗指南.2018》，供同道们参考。

本书的出版得到中国医学科学院医学与健康科技创新工程基金（2016-I2M-1-009）支持。

颜红兵　宋莉

2018年1月1日于国家心血管病中心

目　录
contents

第一章　序 1
　　评　注 3

第二章　引言 6
　　第 1 节　经皮冠状动脉介入治疗后的短期和长期结果 8
　　第 2 节　支架血栓风险与支架类型 10
　　第 3 节　外科冠状动脉搭桥术后的短期和长期结果 13
　　第 4 节　急性冠状动脉综合征药物治疗后的短期和长期结果 15
　　评　注 16

第三章　双联抗血小板治疗的有效性和安全性及风险分层工具 17
　　第 1 节　双联抗血小板治疗预防支架血栓 17
　　第 2 节　双联抗血小板治疗预防自发性心肌梗死 18
　　第 3 节　双联抗血小板治疗与死亡率 19
　　第 4 节　双联抗血小板治疗的安全性 23
　　第 5 节　评估缺血和出血的风险分层工具 24
　　第 6 节　P_2Y_{12} 抑制剂的类型与启用时间 28
　　第 7 节　最大程度减少双联抗血小板治疗的出血 33

第 8 节　口服 P_2Y_{12} 抑制剂之间的转换 38
  评　注 40

第四章　双联抗血小板治疗和经皮冠状动脉介入治疗 42
  第 1 节　稳定性冠状动脉疾病经皮冠状动脉介入治疗后的双联抗血小板治疗 51
  第 2 节　急性冠状动脉综合征经皮冠状动脉介入治疗后的双联抗血小板治疗 56
  第 3 节　缺乏循证医学证据的领域 61
  评　注 62

第五章　双联抗血小板治疗与心脏手术 64
  第 1 节　稳定性冠状动脉疾病冠状动脉搭桥术后的双联抗血小板治疗 64
  第 2 节　急性冠状动脉综合征冠状动脉搭桥术后的双联抗血小板治疗 64
  第 3 节　双联抗血小板治疗预防桥血管闭塞 71
  第 4 节　缺乏循证医学证据的领域 71
  评　注 72

第六章　急性冠状动脉综合征药物保守治疗后的双联抗血小板治疗 73
  评　注 76

第七章　有口服抗凝治疗指征患者的双联抗血小板治疗 77
  第 1 节　改善经皮冠状动脉介入治疗后预后的风险分层与策略 77
  第 2 节　三联治疗时间 81
  第 3 节　停用所有抗血小板药物 84
  第 4 节　抗凝药物的类型 84
  第 5 节　支架的类型 85
  评　注 86

- 第八章 双联抗血小板治疗患者的择期非心脏外科手术 87
  - 评 注 91

- 第九章 性别考虑和特殊人群 93
  - 第1节 性别差异 93
  - 第2节 糖尿病 93
  - 第3节 下肢动脉疾病 94
  - 第4节 复杂经皮冠状动脉介入治疗 95
  - 第5节 制订支架血栓患者的双联抗血小板治疗方案 95
  - 第6节 治疗中发生出血的患者 96
  - 评 注 99

- 第十章 本指南要点 100

- 第十一章 重要建议小结 104

- 参考文献 107

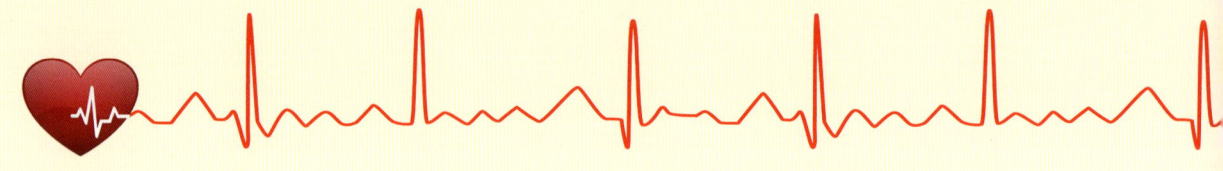

第一章 序

在欧洲心脏病学会（European Society of Cardiology，ESC）实用指南委员会主持下编写的指南和重点更新，总结和评估现有证据，帮助医务人员在某种情况下针对具体患者选择最佳的治疗策略。该实用指南和重点更新的建议，应当能够帮助医务人员在其日常实践中做出决策。然而，必须由责任医务人员做出有关具体患者的最终决定，必要时与患者和照看人协商。

近年来，ESC 和欧洲心胸外科协会（European Association for Cardio-Thoracic Surgery，EACTS）及其他学会和组织，已经发布了大量的指南和重点更新。鉴于对临床实践的影响，为了使所有决策透明化，已经建立了制订指南的质量标准。可以在 ESC 网站上查询到制订和发布 ESC 指南的相关建议（http://www.escardio.org/Guidelines-&-Education/Clinical-Practice-Guidelines/Guidelines-development/Writing-ESC-Guidelines）。ESC 指南代表了 ESC 就某一问题的官方立场，并且会定期更新。

由 ESC 和 EACTS 挑选的本工作组成员，代表了涉及本病患者医疗的专业人员。经过挑选的本领域的专家，根据 ESC 实用指南委员会的政策，全面审核了有关处理某一种疾病已经发表的证据，并且得到 EACTS 的批准。对诊断性和治疗性操作进行严格的评估，包括评估风险 - 获益比。根据预先定义，对某一处理的证据水平和建议力度进行权衡和分级（表 1-1 和表 1-2）。

表 1-1　建议分类

建议分类	定义	建议用词
Ⅰ类	证据表明和（或）共识认为某种治疗或操作有益、有用的或有效	建议
Ⅱ类	某种治疗或操作的用途或效果的证据有矛盾和（或）意见有分歧	
Ⅱa类	证据或意见倾向于有用或有效	应当考虑
Ⅱb类	关于有用或有效的证据或意见不充分	可以考虑
Ⅲ类	证据表明和（或）共识认为某种治疗或操作无用或无效，并且在某些情况下可能有害	建议

表 1-2　证据水平

证据水平 A	数据来源于多个随机临床试验或荟萃分析
证据水平 B	数据来源于单个随机临床试验或大规模非随机试验
证据水平 C	专家共识和（或）数据来源于小规模研究、回顾性研究、注册研究

编写组和审核组的专家要提供所有可能被认为是实际或潜在利益冲突来源关系的申报表。将这些申报表编辑归档，并且可以在 ESC 网站查询（http://www.escardio.org/guidelines）。在编写过程中新出现的利益冲突，将告知 ESC 并且进行更新。工作组的全部财政支持来自 ESC，没有医疗保健行业参与。

ESC 实用指南委员会监督和协调新指南及其重点更新的准备工作，同时负责指南文件的审批程序。这些实用指南委员会的文件得到实用指南委员会和外部专家及 EACTS 指定的专家的广泛审查。经适当修订后，这些实用指南委员会的文件得到工作组所有专家的批准。最终文件由实用指南委员会批准在《欧洲心脏杂志》和《欧洲心胸外科杂志》上发表。从科学和医学知识及现有证据角度，进行认真审核后制订这些指南委员会文件。

与 EACTS 合作制订本实用指南重点更新的任务还包括创建教育工具和对建议的实施计划，包括浓缩袖珍指南版本、摘要幻灯片、数字应用电子版（智能手机等）及其他根据不同主题的教育工具。这些版本经过删减，因此，如果需要，应当参阅全文版，这些可以在 ESC 网站和《欧洲心脏杂志》网站免费获得。鼓励 ESC 的各个国家学会认可、翻译和实施所有ESC指南。实施方案是必要的，因为已经表明，疾病的结果可能受到完全应用临床建议的有利影响。

需要调查和注册登记来验证日常实践并且与指南的建议保持一致，从而完成从临床研究到指南编写、再到正式重点更新和进行宣传并且在临床实践中实施这个循环过程。

鼓励医务人员在进行临床判断，以及在制订预防、诊断或治疗策略时，全面考虑健康专家鼓励采取ESC实用指南委员会与EACTS合作制订的指南和重点更新文件。然而，实用指南委员会文件并不影响任何医疗专业人员在考虑具体患者的健康状况并且与患者本人或照顾患者的人员进行必要的讨论后，个人做出的适当和准确的决策。医务人员也有责任在处方时核查有关药品和器械使用的规章制度。

【评注】

由专业学会制订心血管疾病临床实用指南开始于美国，之后，包括中国在内的各个国家的专业学会也先后开始效仿，制订自己的指南，以指导本国实践。今天，美国心脏病学会（American College of Cardiology，ACC）和美国心脏协会（American Heart Association，AHA）及ESC制订的各个临床实用指南已经成为各国心血管医师的重要参考工具。美国30多年来的实践证明，临床实用指南对临床实践的影响力在不断扩大。虽然很难评估这些指南对临床实践的影响结果，但是2012年对ACC和AHA会员的调查显示，临床实践中常规应用指南率达到90%以上。

指导临床实践需要有高质量指南，而制订高质量指南必须有一个严密和复杂的科学程序，ACC和AHA堪称是这方面的典范，值得国内借鉴。ACC和AHA制订指南大体需要经历如下6个阶段：

（1）组成团队　由ACC和AHA来选择指南的主题并邀请相关学会参与。推选编委会主席并组成编写组，审查参与人员是否与相关企业有利益关系。召集编写组成员，提出指南编写大纲并分配任务。

（2）**提出问题** 由编写组和证据审核组先提出指南所涉及的相关问题，包括人群、干预、比较、结果、时机和背景。经过学会领导层和参与学会审核这些问题后，由编写组和证据审核组进行充实和修订，最后形成指南最终要涉及的问题。

（3）**审核证据** 由编写组和证据审核组分头完成。编写组负责检索文献，分析证据和选择相关文献，最后由编写组、相关人员和检索机构共同将证据编辑成表。与此同时，证据审核组与证据检索机构制订检索方案，由证据检索组2次筛选文章题目和摘要，并且2次筛选正文。根据证据表将所选文章进行数字化处理后，由证据审核组进行分析，写出全面综述。

（4）**形成初稿** 写作组提出指南建议，补充文献，并进行多次电话会议讨论。在全体会议上由编写组提出最终建议，更新正文，达成共识，在全体会议上根据编写组的讨论结果，进行最终修改。

（5）**专业评审** 交同行评审，并根据评审意见，修改初稿和修订建议。经指南工作组评审后，再经学会领导层批准，进入下一程序。

（6）**编辑出版** 经过编辑后，在线发表指南稿。经过排版和再次校对后，出版最终指南和系统综述，同时出版指南口袋本和幻灯片等。

为了展示指南中相关建议的强度和支持提出这些建议的循证学证据的质量，ACC和AHA建立了一套完整的标准。根据2015年8月ACC和AHA的最新修改意见，对指南中相关建议的强度分为3类5种情况，对循证学证据的级别也分为3个级别和5种情况：

（1）**建议分类及其含义** Ⅰ类建议的力度最强，获益远远大于风险；Ⅱa类建议力度次之，获益大于风险，而Ⅱb类建议力度较弱，获益稍大于风险；Ⅲ类建议分两种情况，一种是无获益，获益与风险相当，另一种是有害，风险大于获益。

（2）**证据分级及其含义** A级证据是来自3种情况的循证学证据：来自1个以上临床随机研究的高质量数据；来自对高质量临床随机研究的荟萃分析；得到高质量注册研究证实的1个或多个临床随机研究。B-R级证据来自2种情况：来自1个或多个临床随机研究、质量中等的数据；来自对中等质量临床随机研究的荟萃分析。

B-NR级证据也来自2种情况：质量中等，来自1个或多个设计良好的非随机观察性或注册研究；对上述研究的荟萃分析。C-LD级证据来自3种情况：来自随机或非随机观察性或注册研究，有设计缺陷；对上述研究的荟萃分析；在人体进行的生理学和器械研究。C-LO级证据来自根据临床经验提出的专家共识。

虽然提倡指南指导实践，但是在实际应用中要注意两个问题。第一个问题，欧美指南分别是根据欧洲人群和北美地区人群的临床实践而制订，不一定适合中国人群。一个典型的例子是目前欧美指南均不建议在急性心肌梗死患者直接经皮冠状动脉介入治疗时常规应用血栓抽吸术，而在中国血栓抽吸术的比例实际上很高。欧美患者与中国患者的不同表现在欧美绝大多数患者在发病后3小时内接受再灌注治疗，而中国患者往往是在6小时之后才接受再灌注治疗，这可能部分解释了在发病3小时内冠状动脉内新鲜血栓的患者应用血栓抽吸效果不好的原因。第二个问题，由于制订指南耗时，因此所参考的文献相对"过时"。例如，2015年ACC/AHA急性心肌梗死直接经皮冠状动脉介入指南更新于2015年10月在线发表，2016年3月正式发表，但是参考的文献全部发表在2015年8月以前。这个指南更新建议对于急性心肌梗死合并多支病变并且血流动力学稳定的患者，可以考虑对非梗死相关动脉采取一次性介入治疗。然而，多数专家认为，对于合并多支病变的患者，采用一次性策略还是分次策略更好，目前并无定论。实际上，与一次性策略比较，分次策略能够改善患者的早期和晚期存活。总之，在借鉴指南时，要清楚指南的产生背景，理解指南建议的力度和循证学证据的质量，认识指南没有或还不能回答的问题，结合患者的具体情况，更好地指导临床实践。

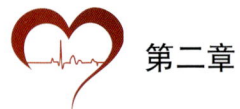

第二章

引 言

近年来，在欧洲需要服用阿司匹林联合一种 P_2Y_{12} 受体抑制剂，即双联抗血小板治疗（dural antiplatelet therapy，DAPT）的患者人数逐渐增加。根据 2015 年的人口估计，欧洲每年有 140 万～220 万例患者因为冠状动脉介入治疗（percutaneous coronary intervention，PCI）或者心肌梗死需要使用 DAPT。

2017 年是首个关于 PCI 患者 DAPT 治疗优于抗凝治疗的随机临床试验公布 21 周年（图 2-1）。通过 35 项以上随机临床试验，225 000 多例患者参与，DAPT 已成为心血管领域研究最为深入的药物治疗方案之一。随着 P_2Y_{12} 受体抑制剂的逐渐更新，初期关注安全性（从噻氯吡啶到氯吡格雷），之后更加关注疗效和可预测性（从氯吡格雷到替格瑞洛和普拉格雷）。与此同时，研究者始终关注 DAPT 的最佳持续时间。对于第一代 DES 术后发生晚期和极晚期支架血栓的顾虑，引发了延长 DAPT 策略的研究。随着安全性更好的新一代 DES 的出现和最新随机对照试验结果的公布，DAPT 在临床实践中的应用发生了重大转变。DAPT 可有效预防支架血栓，晚期和极晚期支架血栓的风险由于新一代 DES 的出现已大大下降，但是 DAPT ＞ 1 年的出血风险增加可能已超出其预防极晚期支架血栓的获益。另一方面，有证据显示，DAPT 可以降低非支架相关的远期心肌梗死和卒中的风险。因此，经过 21 年的研究，DAPT 已经从关注局部（预防支架血栓）转变为关注整体的系统性治疗策略（如能够预防血栓性动脉血管阻塞），从而为患者提供更加全面的保护。

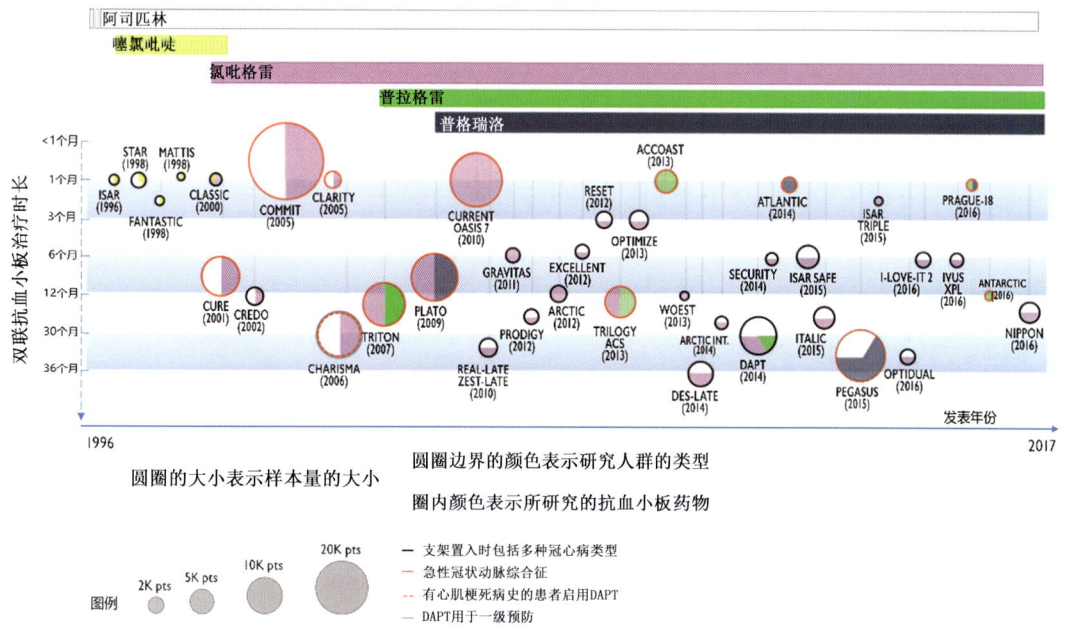

图 2-1 冠心病患者双联抗血小板治疗的研究历史

注：圈内颜色表示所研究的抗血小板药物。治疗时间相近的不同抗血小板策略的头对头研究显示在一条垂直线上，而治疗时间不同的研究则显示在一条水平线上。评价不同的 DAPT 策略或方案而非 DAPT 时间或药物组合的研究是以代表不同种类 P_2Y_{12} 抑制剂的单一颜色来表示，所有研究中的 DAPT 方案均是在阿司匹林治疗的基础上。DAPT：双联抗血小板治疗。

然而，到目前为止，冠心病患者无论是否接受冠状动脉血运重建治疗，其所采用的 DAPT 方案，包括最佳的药物组合和持续时间很不统一，临床医师仍有很多困惑。主要有两方面原因：一方面，现有的临床试验结果很不一致；另一方面，缺少关于特殊人群（如老年患者、有合并症或出血高危）的相关试验证据，因为针对特殊人群 DAPT 获益和风险的权衡可能有别于临床试验纳入的高度选择性人群。因此，本次重点更新主要探讨针对冠心病患者的 DAPT 建议。

2017 年 ESC 关于双联抗血小板治疗的重要更新见图 2-2。

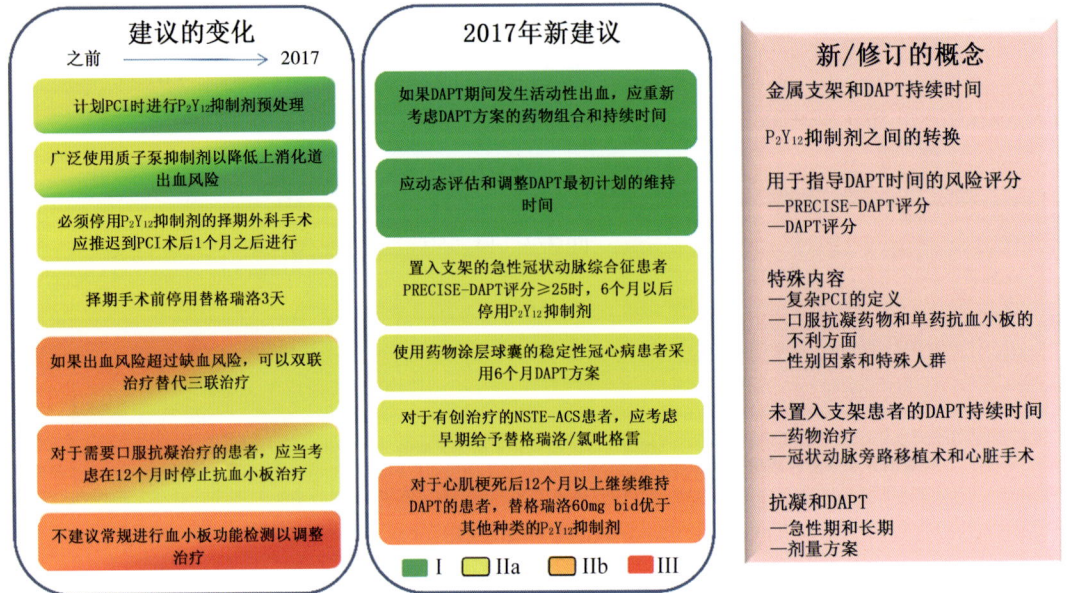

图2-2　2017年ESC关于双联抗血小板治疗的重要更新

第1节　经皮冠状动脉介入治疗后的短期和长期结果

不同欧洲国家之间的心肌血运重建治疗率存在很大差异,这与地区间的发病率及诊断和治疗策略不同有关。但无论在哪个国家,PCI都是心肌血运重建的最主要方式,平均每10万人中有超过190人接受PCI,而每10万人中只有53人接受冠状动脉旁路移植术(coronary artery bypass graft surgery,CABG)。

尽管接受PCI的患者比例在稳定或不稳定的病变中存在显著差异,但是急性冠状动脉综合征(ACS)是欧洲国家进行血运重建最常见的指征。2015年英国大约65%的PCI是在急性冠状动脉综合征患者中完成的。

PCI术后的短期和长期预后取决于临床表现(稳定性冠心病或急性冠状动脉综合征)、基础疾病复杂性[左主干和(或)多支病变、慢性完全闭塞性病变、支架内再狭窄及合并糖尿病等],以及术者/医疗中心的经验。

(1) PCI术后的短期预后(30天)　来自英格兰和威尔士的注册登记数据显示,

2007—2011年总计336 433例PCI患者术后30天的死亡率为1.7%，其中择期PCI死亡率为0.36%，而急诊PCI死亡率为4.78%。新近美国国家心血管注册登记研究（NCDR）CathPCI数据库的资料显示，2009年7月至2011年6月期间，1252家参与中心共纳入1 208 137例接受PCI的患者，总的住院死亡率为1.4%，其中择期PCI（占总体的45.1%）的死亡率仅有0.2%，而发生心源性休克和近期心脏骤停的患者死亡率高达65.9%（占总体的0.2%）。

短期内发生的与器械相关的最严重并发症是支架血栓，由此导致的心肌梗死和死亡率高达50%～70%。早期支架血栓（＜30天）发生率为0～1%，可能与患者因素、病变特性、操作和器械因素，以及血小板和凝血因子的激活有关。与稳定性冠心病比较，急性冠状动脉综合征患者的30天死亡和支架内血栓的风险较高。

（2）PCI术后的中期预后（9～12个月）　近期一篇系统性综述回顾总结了158项随机对照研究，包括108 839例患者，分析了金属裸支架、早期和新一代DES的中期临床和血管造影终点。SYNTAX试验的亚组分析显示，接受PCI患者的12个月全因死亡、卒中和心肌梗死发生率为7.6%。

中期阶段最为常见的与器械相关的不良事件是支架内再狭窄导致的靶病变再次血运重建，12个月内的发生率在金属裸支架为9%～15%，新一代DES为5%。靶病变再次血运重建的预测因素包括血管造影的病变复杂程度、糖尿病、慢性完全闭塞性病变的介入治疗、支架内再狭窄，以及冠状动脉口部病变等。

12个月明确的支架血栓的发生率在置入新一代DES的患者中最低（中位数0.5%，95%CI：0.3%～0.7%），其次是第一代DES（中位数0.7%，95%CI：0.5%～1.2%），而金属裸支架的发生率最高（中位数1.1%，95%CI：0.6%～1.9%）。

（3）PCI术后的长期（＞1年）预后　1年以后晚期不良事件风险相对稳定，多与支架失败或基础冠状动脉血管病变进展有关。与器械相关的不良事件主要包括极晚期支架血栓和靶病变再次血运重建，考虑与支架置入后的慢性炎症反应导致的内皮化延迟和支架内新生的动脉粥样硬化有关。金属裸支架、第一代DES和新一代DES的极晚期支架血栓发生率分别为0.1%/年、（0.2%～0.8%）/年和（0.1%～0.2%）/年。晚期靶病变的再次血运重建与不断加重的晚期管腔丢失有关，至少部分机制与支架内新生的动脉粥样硬化有关。PCI术后5年靶病变再次血运重建率：金属裸支架约为1%/年，第一代DES为（1%～2%）/年，而新一代DES＜1%/年。

晚期不良事件多半与支架无关，而是继发于未处理冠状动脉节段的病变进展。SYNTAX试验的5年随访结果显示，累计主要心血管不良事件发生率为37.3%，全因死亡率为13.9%，心肌梗死发生率为9.7%，卒中发生率为2.4%，再次血运重建率为25.9%。DAPT试验中非靶病变相关性心肌梗死比支架血栓导致的心肌梗死更为常见，发生率为1%～1.5%/年。

第2节　支架血栓风险与支架类型

1. 金属支架

在金属裸支架时代，早期（即30天内）支架血栓是最为令人担心的风险，而30天以后的支架血栓极为罕见。在促使第一代DES获批的主要研究中，建议西罗莫司DES术后进行DAPT 2～3个月，紫杉醇DES术后DAPT 6个月。观察至少1年发现，第一代DES与金属裸支架的安全性相当。

研究显示，与金属裸支架比较，第一代DES极晚期（第一年后）支架血栓的风险增加，该结果证实了DES较金属裸支架促栓性更强的观点，也引发了DES术后DAPT的持续时间"越长越好"的观点。

第一代DES已完全被新一代DES所代替。有大量证据显示，与第一代DES比较，多数新一代DES在支架血栓和靶血管相关性心肌梗死的安全性方面具有绝对优势。重要的是，多数新一代DES的获批试验是与第一代DES进行比较的非劣效性试验。而新一代DES与金属裸支架进行头对头比较的研究很少。

来者不拒的EXAMINATION试验共纳入1498例ST段抬高型心肌梗死（ST-elevation myocardial infarction，STEMI）患者，旨在比较钴铬合金依维莫司洗脱支架与金属裸支架的临床预后。5年随访结果显示，依维莫司DES组的联合终点（包括全因死亡、再发心肌梗死和再次血运重建）发生率显著低于金属裸支架组（21.2% vs. 25.7%，P=0.03）。该获益主要归功于全因死亡率的降低，而靶血管再次重建率也有下降的趋势。

一项荟萃分析包括4896例支架术后患者，主要为急性冠状动脉综合征。分析显示，与金属裸支架比较，依维莫司洗脱支架组明确支架血栓（HR=0.42，95%CI：0.22～0.78；P=0.006）、心肌梗死（HR=0.71，95%CI：0.55～0.92；P=0.01）和心脏死亡（HR=0.67，95%CI：0.49～0.91；P=0.01）发生率均显著降低。当校正DAPT持续时间后，该治疗获益依然存在。PRODIGY试验将2013例患者在PCI时随机分配到依维莫司洗脱支架组、佐他莫司洗脱支架组、紫杉醇洗脱支架组及金属裸支架组，2年随访结果显示，金属裸支架组的主要心血管事件联合终点（依维莫司洗脱支架组19.2%；佐他莫司洗脱支架组27.8%；紫杉醇洗脱支架组26.2%；金属裸支架组32.1%；P=0.00029）和明确或可能的支架血栓（依维莫司洗脱支架组1.0%；佐他莫司洗脱支架组1.4%；紫杉醇洗脱支架组4.6%；金属裸支架组3.6%；P=0.0001）发生率均显著高于新一代DES组。DAPT试验虽然不专门探讨PCI时支架选择，但是研究者也对分别置入DES或者金属裸支架的10 026例患者进行了主要不良事件的比较。随访33个月发现，金属裸支架组支架血栓发生率显著高于DES组。另外，与12个月DAPT比较，金属裸支架置入术后延长至30个月的DAPT方案减少了支架血栓的发生，在DES组也得出了一致的结果。

ZEUS试验纳入的828例患者至少符合下列一项出血高危标准：有口服抗凝药物适应证；近期发生过需要关注的出血事件；既往发生过需要住院治疗的出血事件（外科手术止血）；年龄＞80岁；可导致出血风险增加的全身系统性疾病[例如，血液病或任何已知的凝血功能障碍导致的出血倾向，既往或目前的血小板减少症——定义为血小板计数＜100 000/mm^3（＜100×10^9/L）]；已知贫血，定义为血红蛋白＜10g/dl，以及需要长期应用类固醇或非甾体抗炎药物。这些患者被随机置入金属裸支架或者Endeavour佐他莫司DES。无论置入支架类型，均给予30天DAPT。ZEUS试验是首个比较DES与金属裸支架并且在研究方案中规定了短程DAPT的随机对照试验。

结果显示，Endeavor 佐他莫司洗脱支架与金属裸支架比较，出血高危患者的获益源于主要不良事件（22.6% vs. 29%；HR=0.75；P=0.033）、心肌梗死（3.5% vs. 10.4%；HR=0.33；P＜0.001）、靶血管再次血运重建（5.9% vs. 11.45；HR=0.50；P=0.005）及明确或可能的支架血栓（2.65 vs. 6.2%；HR=0.42；P=0.016）的减少，与总体人群的研究结果一致。

上述结果在 LEADERS-FREE 研究中得到进一步证实，该研究中 2466 例出血高危患者以随机双盲的形式分别置入药物洗脱支架或者相应的金属裸支架（Gazelle），并且规定所有患者均接受 1 个月 DAPT。随访 390 天发现，药物洗脱支架组的联合终点（心脏死亡、心肌梗死和支架内血栓）发生率显著低于金属裸支架组 [112 例（9.4%）vs. 154 例（12.9%），P=0.005]，主要归功于心肌梗死显著减少（6.1% vs. 8.9%；HR=0.68；P=0.01）。

挪威的 NORSTENT 试验从 20 663 例接受 PCI 的患者中筛选出 9013 例患者，随机置入 DES（95% 为新一代 DES）或者金属裸支架，主要终点是全因死亡和非致命性自发性心肌梗死，中位随访 5 年。次要终点包括再次血运重建和支架血栓。入选标准：年龄≥18 岁；稳定型心绞痛或急性冠状动脉综合征；原位冠状动脉或桥血管病变（适合置入 DES 或金属裸支架）；挪威国籍并且能够以挪威语进行沟通；签署知情同意书。排除标准：既往置入过支架；分叉病变需要采用双支架技术；因其他严重疾病预期寿命＜5 年；正在参与其他随机试验；不能耐受 PCI 期间使用的任何药物；存在长期 DAPT 的禁忌证；正在服用华法林；以及经研究者判断不能遵循试验方案。6 年随访结果显示，两组主要终点事件的发生率近似（DES 组 16.6% vs. 金属裸支架组 17.1%，HR=0.98，95%CI：0.88～1.09；P=0.66）。DES 组的再次血运重建率（16.5% vs. 19.8%，HR=0.76，95%CI：0.69～0.85；P＜0.001）和明确的支架血栓（0.8% vs. 1.2%，P=0.049）均显著低于金属裸支架组。

总之，现有证据表明，在 DAPT 持续时间相似的前提下，多数第二代 DES 与金属裸支架比较安全性有所改善。因此，提示因缩短 DAPT 的理由以金属裸支架替代第二代 DES 并不合理。

鉴于第二代 DES 获批的主要依据是其与第一代或其他种类第二代 DES 进行比较

的规模较大的头对头研究，并且得到了较大的非劣效性边界，但是均无统计学力度去评价支架血栓。因此，目前各种第二代DES的证据都存在支架特异性，可能难以推及到其他类型支架。

2. 生物可吸收支架

不同于金属支架，生物可吸收支架最近才被引入市场，与金属支架比较目前的证据有限，尤其缺少长期随访的资料，在未经选择的患者群中比较生物可吸收支架与当代DES的证据更加罕见。第一个获得CE标志和美国食品和药物管理局（FDA）批准并引进市场的是Absorb生物可吸收支架。荟萃分析显示，生物可吸收支架与非生物可吸收支架比较，心肌梗死（4.3% vs. 2.3%；OR=1.63，95%CI：1.18～2.25；P＜0.01）和明确或可能的支架血栓（1.3% vs. 0.6%；OR=2.10，95%CI：1.13～3.87；P=0.02）的风险增加。ABSORB Ⅱ试验的中期（3年）结果类似，生物可吸收支架的靶血管相关性心肌梗死的发生率较高（6% vs. 1%；P=0.012）。此外，生物可吸收支架的再狭窄率较高，并且与金属支架比较没有得到血管运动能力方面的预期获益。推测支架血栓风险增加的原因可能与架丝厚度增加有关，因此，目前正致力于研发支架架丝更细的新一代生物可吸收支架。目前还没有研究专门探讨生物可吸收支架置入术后的DAPT方案。

第3节 外科冠状动脉搭桥术后的短期和长期结果

二十世纪六十年代开始引进CABG技术。随着时间的推移，手术技术已日臻完善，但是并没有出现质的飞跃，然而，CABG术后的临床预后却有了明显改善。

（1）**短期预后（30天）** 不管是否采用体外循环，目前CABG术后30天总体死亡率为1%～3%。如合并进展期心肌梗死、心源性休克和肾衰竭，则术后死亡率升高。CORONARY和ROOBY试验结果显示，体外循环和非体外循环下的CABG患者30天预后相当。CORONARY试验的主要研究终点包括30天死亡、非致死性卒中、非致死性心肌梗死，以及需要透析治疗的新发肾衰竭。非体外循环组在30天达到主要终点的比例为9.8%，而体外循环组为10.3%（P=0.59），两组间各单独终点事件也无明显差异。两组的死亡率均为2.5%，心肌梗死发生率分别为6.7%和7.2%，卒中发生率分别为1.0%和1.1%，而需要透析的新发肾衰竭发生率分别为1.2%和1.1%。

（2）中期和长期预后　SYNTAX试验展示了CABG术后中、长期预后。主要终点为12个月的主要不良心脑血管事件（MACCE），包括全因死亡、卒中、心肌梗死及再次血运重建。结果显示，CABG术后12个月的主要终点发生率为12.4%，再次血运重建率为5.9%。心脏死亡和非心脏死亡率分别为2.1%和1.1%。术后1天内有症状并且经血管造影确定的桥血管闭塞率为0.3%，2～30天的闭塞率为0.3%，31～365天的闭塞率为2.5%。SYNTAX试验5年随访结果显示，CABG术后患者MACCE发生率为26.9%，5年全因死亡率为11.4%，心肌梗死发生率为3.8%，卒中发生率为3.7%，再次血运重建率为13.7%。

手术策略的不断发展进一步改善了CABG的预后。新兴和改良的技术包括全动脉血运重建，应用双侧乳内动脉，主动脉无钳夹，无接触静脉获取，以及术中主动脉超声和桥血管流量评估。一项荟萃分析纳入7项研究，包括11 269例单侧乳内动脉搭桥和4693例双侧乳内动脉搭桥患者，4年随访结果显示双侧乳内动脉搭桥组死亡风险降低（*HR*=0.81，95%*CI*：0.70～0.94）。然而，这一结论没能在ART试验的5年随访结果中得到证实，该研究将3102例患者随机分为接受单侧乳内动脉桥和双侧乳内动脉桥两组，发现两种术式的死亡率无显著差异（*HR*=1.04，95%*CI*：0.81～1.32）。

除了桥血管选择及其他技术和手术操作方面的考虑以外，强化包括药物治疗的二级预防策略可以进一步改善CABG患者的长期预后。现有证据表明，急性冠状动脉综合征患者接受CABG与接受PCI同样可以从DAPT治疗中获益。然而，CABG术后患者采用的DAPT方案差异较大，并且使用率显著低于PCI患者。有研究显示CABG术后使用DAPT可以提高静脉桥血管的通畅率，但是证据质量不高。

第4节　急性冠状动脉综合征药物治疗后的短期和长期结果

接受药物保守治疗的急性冠状动脉综合征患者代表了一组异质性人群，很多存在合并症。从注册资料和临床试验数据来看，与接受有创治疗的患者比较，接受保守治疗患者的共同特点是发病率和死亡率较高。

PLATO 试验显示，与计划有创治疗的患者比较，初始采取保守治疗的患者多为老年和女性，并且合并糖尿病、心肌梗死病史、充血性心力衰竭及 TIMI NSTE-ACS 风险评分＞2 分的比例较高。保守治疗的患者与有创治疗的患者比较，初始的心血管死亡、心肌梗死和卒中发生率较低，但是事件率曲线在大约 30 天时出现交叉，并且随着时间的推移两条曲线进一步分离，结果不利于初始采取保守治疗的患者。整个研究期间，计划保守治疗的患者与计划有创治疗的患者比较总死亡率升高。

未做血运重建的患者可以分为两种情形：①初始接受过诊断性血管造影检查；②自始至终采取保守治疗没做过血管造影检查。第二种情形的患者后期缺血事件再发的风险增加。首次住院期间没有完成血管造影检查是 30 个月随访再发缺血事件的强预测因素。TRILOGY-ACS 试验将采取药物保守治疗的 NSTE-ACS 患者随机分配到氯吡格雷组或普拉格雷组。75 岁以下的患者中 3085 例（42.6%）初始接受了冠状动脉造影检查但是未行血运重建，4185 例患者直接采取药物保守治疗而未行血管造影检查。在基线时未行血管造影检查的患者年龄偏大，多为女性，体重偏低，Killip Ⅱ～Ⅲ级的比例较高。当校正基线特征后，初始行血管造影检查的患者随访至 30 个月的心血管死亡、心肌梗死和卒中的发生率下降（$HR=0.63$，$95\%CI$：$0.53～0.75$），主要归功于心血管死亡的显著下降（$HR=0.63$，$95\%CI$：$0.49～0.83$）。

【评注】

首先，本章简述了DAPT在欧洲的应用情况和历程，提出在欧洲应用DAPT主要面临着2个问题：临床试验结果的不一致性和临床试验没有涵盖诸如老年和有合并症的患者，因而给临床实践带来困惑。其次，本章分为3节来阐述PCI患者、CABG患者和药物保守治疗患者所面临的问题。了解这些可以帮助临床医师有针对性地制定DAPT方案。

PCI患者术后预后取决于临床表现、基础疾病的复杂性，以及术者的经验。短期发生的器械相关并发症是支架血栓，中期是支架内再狭窄导致靶病变的再次血运重建治疗，晚期多与支架失败或基础冠状动脉疾病进展有关的极晚期支架血栓形成和靶病变再次血运重建治疗。

强化药物治疗可以改善CABG患者的长期预后。接受CABG的急性冠状动脉综合征患者可以从DAPT获益。DAPT可以提高CABG患者静脉桥的通畅性。但是，CABG后的DAPT方案差异较大。

仅接受保守治疗的急性冠状动脉综合征患者有两类，一类是接受了血管造影而血管病变明确的患者，另一类是没有接受血管造影而血管病变不明确的患者。后一类患者年龄偏大，女性更多，体重偏低，心功能偏差，因而更加高危，但是临床上往往忽视了这类患者的DAPT治疗。

最后，本章用很大篇幅论述了支架类型与支架血栓风险的关系。目前，在DAPT持续时间相当的前提下，多数第二代DES较金属裸支架的安全性有所提高。生物可吸收支架血栓风险增高的原因可能与目前设计的生物可吸收支架的架丝厚度增加有关。

第三章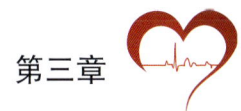

双联抗血小板治疗的有效性和安全性及风险分层工具

现有证据表明，尽管 DAPT 降低了从急性期到极晚期所有支架血栓的风险，但是心肌梗死或者 PCI 术后 DAPT＞1 年的获益主要在于降低了自发性心肌梗死的风险。由于长期持续的抗血小板治疗同时增加了出血风险，因此，有必要权衡 DAPT 的潜在获益与风险。现有证据显示，DAPT 的持续时间无论＜1 年还是≥1 年，其出血风险均与疗程长短呈正相关。延长 DAPT 的获益（尤其死亡终点）主要与既往心血管病史（如既往急性冠状动脉综合征 / 心肌梗死病史 vs. 稳定性冠心病）有关。目前，已有研究者开发出评估 DAPT 出血风险的预测模型，从而为依据缺血和出血风险评估进行个体化 DAPT 提供了有用的工具。

第 1 节　双联抗血小板治疗预防支架血栓

支架血栓是冠状动脉支架置入术后最严重的并发症之一，显著增加死亡和心肌梗死发生率。根据定义，支架血栓进一步分为明确、可能和不能除外的支架血栓。支架血栓可以发生在从支架置入后即刻到术后几年期间的任一时刻。根据发生时间，支架血栓分为早期（≤30 天）、晚期（31 天到 1 年）和极晚期（＞1 年）支血栓。其中，早期支架血栓又进一步分为急性（24小时之内）和亚急性（2～30天）支架血栓。研究表明，某些临床、造影和手术因素增加了支架血栓的风险。上述因素造成的相对影响主要与距离手术时间的长短有关。血管内影像光学相干断层扫描技术（optical coherence tomography，OCT）研究发现，支架膨胀不全、支架架丝贴壁不良和边缘夹层是早期支架血栓最常见的危险因素；而新生的动脉粥样硬化容易造成极晚期支架内血栓形成。但是以往研究显示，支架贴壁不良和支架表面内皮覆盖不完全是极晚期支架血栓形成的最重要危险因素。这些观察结果强调，手术即刻结果不理想可以对长期预后造成不良影响。

在20世纪90年代中期进行的几项随机试验结果表明，阿司匹林联用噻氯吡啶（后来被氯吡格雷取代）与口服抗凝治疗（冠状动脉支架术后初期的标准辅助治疗）比较，支架血栓和出血的风险均有显著降低。DAPT的肯定疗效为血小板在冠状动脉支架血栓形成中的作用提供了进一步的证据支持。尽管DAPT能够降低支架血栓的风险，但是对支架内再狭窄没有影响，从而提出一个问题：初期的血栓形成能否导致后期的内膜增生。随后其他抗血小板药物的相关试验也进一步证实，抑制血小板与新生内膜形成之间在临床和影像学终点上均缺乏相关性。新型P_2Y_{12}抑制剂普拉格雷和替格瑞洛与氯吡格雷比较，预防急性冠状动脉综合征患者早期和晚期支架血栓更有效，而代价是增加了出血风险。DAPT试验结果也毋庸置疑地表明，DAPT策略与单用阿司匹林比较显著降低了极晚期支架血栓的风险。

总之，现有证据表明DAPT降低了从急性期到极晚期所有支架血栓的风险。

第2节　双联抗血小板治疗预防自发性心肌梗死

冠心病治疗的首要目标是预防首发或复发的冠状动脉缺血事件，包括心肌梗死和相关死亡。急性冠状动脉综合征后急性期心肌梗死的风险最高（30天大约5%）。随着距离发病时间逐渐延长，风险也逐渐降低。尽管采用当前最佳的药物治疗方案，冠心病患者自发性心肌梗死的风险依然持续存在。如果单用阿司匹林，急性冠状动脉综合征后30天至12个月期间再发心肌梗死的风险为（5%～7%）/年，12个月以后降至（2%～5%）/年。在阿司匹林基础上联用P_2Y_{12}抑制剂进一步降低了心肌梗死的风险。PCI术后1年或者1年以上病情稳定的患者依然存在心肌梗死的残余风险，其中绝大多数与支架本身无关，而与治疗血管节段以外的病变进展和恶化密切相关。DAPT试验显示，PCI 1年后在阿司匹林基础上继续服用噻吩并吡啶类药物（氯吡格雷或替格瑞洛）18个月使再发心肌梗死的绝对风险下降2%（2.1% *vs.* 4.1%；$P<0.001$）；该治疗获益多半（55%）与支架无关。在接受PCI的急性冠状动脉综合征患者中获益程度较大（绝对风险降低3.0%；2.2% *vs.* 5.2%；$P<0.001$）。PEGASUS-TIMI 54试验纳入心肌梗死后1～3年的患者，发现阿司匹林+替格瑞洛与阿司匹林+安慰剂比较，心肌梗死的相对风险降低17%（4.47% *vs.* 5.25%；$P=0.005$）；一项事先定义的分析显示，未停用P_2Y_{12}抑制剂或者停药不到30天的亚组患者获益最大（相对风险降低28%；4.9% *vs.* 6.2%；$P=0.0038$）。

因此，心肌梗死或者PCI术后DAPT＞1年的获益主要源于降低自发性心肌梗死的发生率，自发性心肌梗死的死亡率大约15%。但与此同时，延长的DAPT方案也增加了出血风险，所以，谨慎权衡潜在的获益与出血风险十分必要。在有心肌梗死病史并且病情已经稳定的高危患者，与阿司匹林单药治疗比较，DAPT＞1年有可能减少缺血事件，包括心血管死亡、再发心肌梗死和卒中个别终点的显著减少。因此，对稳定的PCI患者，DAPT＞1年与单用阿司匹林比较，其获益－风险比可能主要与手术指征和既往心血管病史有关。在接受PCI的稳定性冠心病患者中，不但没有证据显示DAPT＞1年可以降低心血管死亡率，反而有可能增加非心血管死亡率。

第3节　双联抗血小板治疗与死亡率

长期DAPT的预期获益主要在于预防MACCE和支架血栓，而MACCE和支架血栓有可能导致心血管死亡，但是没有理由通过延长 DAPT 来减少非心血管死亡。另外一方面的顾虑是，严重出血的增加将会增加非心血管死亡的风险。已有确凿证据显示，联合抗血小板治疗增加了出血风险，而出血与死亡（包括心血管和非心血管死亡）密切相关。迄今为止，对于所有的冠心病患者（急性冠状动脉综合征 vs. 稳定性冠心病），DAPT 影响死亡率的证据尚不明确。

（1）急性冠状动脉综合征患者　CURE 试验首次明确阿司匹林 + 氯吡格雷的 DAPT 方案与阿司匹林 + 安慰剂比较显著降低了主要不良心血管事件（MACE）风险，但是没有肯定的生存获益。随后开展的比较 DAPT 的两项试验采用了新型的口服 P_2Y_{12} 抑制剂。TRITON-TIMI 38 试验在接受 PCI 的急性冠状动脉综合征患者中比较普拉格雷 + 阿司匹林与氯吡格雷 + 阿司匹林，结果发现普拉格雷使 MACE 减少，但是对死亡率没有影响。PLATO 试验也是在急性冠状动脉综合征患者中比较替格瑞洛与氯吡格雷，发现替格瑞洛在减少 MACE 的同时，全因死亡（5.9% vs. 4.5%；$P<0.001$）和心血管死亡（5.1% vs. 4.0%；$P=0.001$）也显著减少。

（2）心肌梗死后患者　CHARISMA 试验在有动脉粥样硬化风险（多个危险因素聚集）或者已有明确动脉粥样硬化性疾病（冠心病、脑血管疾病和外周动脉疾病）的患者中比较了氯吡格雷与安慰剂，结果显示氯吡格雷组的主要终点事件并未减少。一项专门针对有既往病史（包括心肌梗死）患者的事后分析发现，氯吡格雷虽然降低了 MACE 风险，但是没有降低心血管和全因死亡率。

新近公布的 PEGASUS 试验显示，延长 DAPT 没能减少总体死亡，但是心血管死亡有减少的趋势（$HR=0.85$，$95\%CI$：$0.71\sim1.00$；$P=0.06$）（两种剂量汇总分析），与非致死性终点的结果一致。

一项荟萃分析纳入在有心肌梗死病史的高危患者中进行的随机试验，比较延长的 DAPT 方案与单用阿司匹林治疗，发现延长的 DAPT（>1 年）方案与单用阿司匹林比较减少了 MACE（6.4% vs. 7.5%；$RR=0.78$，$95\%CI$：$0.67\sim0.90$；$P=0.001$）和心血管死亡（2.3% vs. 2.6%；$RR=0.85$，$95\%CI$：$0.74\sim0.98$；$P=0.03$），并且没有增加非心血管死亡（1.66% vs.1.55%；$RR=1.03$，$95\%CI$：$0.86\sim1.23$；$P=0.76$）。另外，DAPT>1 年对全因死亡无明显影响（$RR=0.92$，$95\%CI$：$0.83\sim1.03$；$P=0.13$）。因此，

在有心肌梗死病史但是目前已经稳定的高危患者，DAPT＞1年与单用阿司匹林比较可能会减少缺血事件，包括心血管死亡、再发心肌梗死和卒中个别终点的显著降低。

（3）PCI术后患者　DAPT试验发现，延长DAPT方案使死亡率呈现边缘性增加：噻吩并吡啶治疗＞1年的全因死亡率为2%，而安慰剂组死亡率为1.5%（HR=1.36，95%CI：1.00～1.85；P=0.05）。

进一步回顾死亡原因发现，在整个随机试验期间，继续噻吩并吡啶治疗与安慰剂比较，两组的全因死亡率分别为1.9%和1.5%（P=0.07），心血管死亡率分别为1.0%和1.0%（P=0.97），而非心血管死亡率分别为0.9%和0.5%（P=0.01）。另外，两组的致命性出血率分别为0.2%和0.1%（P=0.81），因出血导致的死亡分别为0.3%和0.2%（P=0.36）。两组的癌症发生率无显著性差异（2.0% $vs.$ 1.6%，P=0.12）。癌症相关性死亡率分别为0.6%和0.3%（P=0.02），罕见与出血有关（0.1% $vs.$ 0；P=0.25）。如果排除入组前已经确诊癌症的患者，两组的癌症相关性死亡率分别为0.4%和0.3%（P=0.16）。

为了进一步梳理上述研究结果的确切含义，已经进行了几项荟萃分析。包括DAPT试验和其他几项在多种心血管疾病（不限于PCI术后）患者中进行的延长DAPT（＞6个月）试验的首次荟萃分析发现，与单用阿司匹林或者短程DAPT（≤6个月）比较，延长的DAPT（＞6个月）方案对死亡率无明显影响，延长DAPT与全因死亡无关（HR=1.05，95%CI：0.96～1.19；P=0.33）。同样，延长DAPT与短程DAPT或者单用阿司匹林比较，心血管死亡（HR=1.01，95%CI：0.93～1.12；P=0.81）和非心血管死亡（HR=1.04，95%CI：0.90～1.26；P=0.66）也无明显差异。

一项网络荟萃分析比较了DES置入后短程（≤1年）与延长（＞1年）的DAPT方案。通过频率配对的荟萃分析发现，短程DAPT与延长DAPT比较全因死亡率降低（HR=0.82，95%CI：0.69～0.98；P=0.02；需要治疗的人数为325例），各试验之间无明显异质性。短程DAPT与延长DAPT比较死亡率的降低主要归功于非心脏死亡率的降低（HR=0.67，95%CI：0.51～0.89；P=0.006；需要治疗的人数347例），而两种DAPT方案的心脏死亡相似（HR=0.93，95%CI：0.73～1.17；P=0.52）。另外，延长DAPT方案减少了MACE和支架血栓，代价是全因死亡率增加。如果排除DAPT

试验后再做分析，短程与延长 DAPT 方案比较的死亡率降幅减少，但是在下降趋势上保持一致（$HR=0.86$，$95\%CI$：$0.69\sim1.06$），提示对死亡率的影响不仅限于这项大规模随机对照试验的影响。

2015 年 11 月，FDA 组织了一次文献复习，包括 DAPT 试验和其他有关氯吡格雷的大规模长期随访的临床试验，收集的资料包括死亡、癌症相关性死亡和按照不良事件报告的癌症，并通过荟萃分析来评价氯吡格雷对全因死亡的影响。结果显示，当与短期（≤6 个月）氯吡格雷＋阿司匹林或者单用阿司匹林进行比较时，氯吡格雷＋阿司匹林的长期 DAPT（≥12 个月）没有影响总体的死亡风险。并且，延长 DAPT 没有显著增加癌症相关性死亡或者与癌症相关的不良事件风险。

相反，Giustino 等（全因死亡的 $OR=0.82$，$95\%CI$：$0.67\sim1.01$）和 Navarese 等（全因死亡的 $OR=0.77$，$95\%CI$：$0.60\sim0.98$）进行的荟萃分析结果均显示，短期 DAPT 降低了全因死亡率。近期一项纳入 11 项随机对照试验的荟萃分析包括 33 051 例主要置入新一代 DES 的患者，提示延长 DAPT 可能轻微增加死亡率。

总之，证据总体提示，急性冠状动脉综合征后延长 DAPT 的方案在预防缺血终点方面的获益不可能被增加的非心脏死亡所抵消，或者仅有部分获益被抵消。另外，在稳定性冠心病患者中，延长 DAPT 不仅没有减少心血管死亡，并且可能通过增加非心血管死亡最终增加总体死亡，从而使预防支架血栓和 MACE 的获益被出血所抵消。与之一致，DAPT 试验的亚组分析结果显示，虽然继续噻吩并吡啶治疗同样降低了 MACCE 联合终点，但是心肌梗死患者（3.9% vs. 6.8%；$HR=0.56$，$95\%CI$：$0.42\sim0.76$；$P<0.001$）与非心肌梗死患者（4.4% vs. 5.3%；$HR=0.83$，$95\%CI$：$0.68\sim1.02$；$P=0.08$）比较风险降幅更大。另外，心肌梗死患者继续噻吩并吡啶治疗与安慰剂比较全因死亡率无明显差异（1.4% vs.1.6%；$HR=0.87$，$95\%CI$：$0.50\sim1.50$；$P=0.61$）；但是，非心肌梗死患者继续噻吩并吡啶治疗与安慰剂比较死亡率却有所增加（2.1% vs.1.5%；$HR=1.43$，$95\%CI$：$1.02\sim2.00$；$P=0.04$）。

因此，稳定的 PCI 患者 DAPT＞1 年与单用阿司匹林比较，其获益/风险比主要与手术指征和既往心血管疾病史有关。目前，尚无证据显示因稳定性冠心病而采用 DAPT＞1 年的方案可减少心血管死亡，相反非心血管死亡的风险却有所增加。

第 4 节　双联抗血小板治疗的安全性

1. DAPT ＜ 1 年的安全性

1 年的 DAPT 疗程最初源自 CURE 试验，该研究中的 NSTE-ACS 患者在服用阿司匹林基础上，随机给予氯吡格雷（300mg 负荷量，之后 75mg/d 维持量）或者安慰剂 3～12 个月，其中氯吡格雷治疗组的平均 DAPT 持续时间是 9 个月。随后在 CREDO 试验的 PCI 亚组患者中评价了 12 个月的 DAPT 时间，其中 67% 为急性冠状动脉综合征患者。CURE 试验显示，阿司匹林 + 氯吡格雷与阿司匹林 + 安慰剂比较 1 年严重出血的绝对风险增加了 1.0%（3.7% vs. 2.7%；$P < 0.001$）；而在 CREDO 研究中，阿司匹林 + 氯吡格雷使 1 年严重出血的绝对风险增加了 2.1%（8.8% vs. 6.7%；$P=0.07$）。

主要根据 CURE 和 CREDO-PCI 两项试验的结果，DAPT 12 个月成为急性冠状动脉综合征患者的标准抗血小板治疗方案，之后又成为所有冠心病患者 DES 置入术后 DAPT 的标准方案。

近期有 10 项关于支架的随机试验比较了短期 DAPT（≤ 6 个月）与延长 DAPT（≥ 12 个月）。其中 7 项研究的荟萃分析总计 15 378 例患者，发现短程 DAPT 与 12 个月 DAPT 比较，严重出血风险（按照每个试验定义）下降大约 40%[0.35%（28 例 /7975 例） vs. 0.61%（49 例 /8020 例）；$OR=0.58$，95%CI：0.36～0.92；$P=0.02$]。如果按照 TIMI 标准定义的严重出血，研究结果高度一致（$OR=0.49$，95%CI：0.26～0.94；$P=0.03$）。

新近，I-LOVE-IT 2 试验将 909 例 DES 置入术后患者随机分为 DAPT 6 个月和 DAPT 12 个月两组，结果发现两种方案组 1 年 BARC ≥ 3 级出血的发生率没有显著性差异（0.7% vs. 1.2%，$P=0.21$）。最后，IVUS XPL 试验报告的 DAPT 6 个月和 12 个月两种方案组的 TIMI 严重出血发生率也没有显著性差异（0.7% vs. 1.0%，$P=0.56$）。

2. DAPT＞1年的安全性

CHARISMA试验发现，DAPT与单用阿司匹林比较28个月（中位随访时间）的缺血事件无明显减少，而严重出血的绝对风险却增加了0.4%（1.7% vs. 1.3%；$P=0.09$），如果按照GUSTO定义，中度出血的绝对风险增加了0.8%（2.1% vs. 1.3%；$P<0.001$）。

有6项关于支架的随机试验主要纳入接受择期DES置入的患者，比较延长（18～48个月）DAPT与6～12个月DAPT。结果发现，延长DAPT到18～36个月使严重出血的绝对风险增加了大约1%，相对风险增加了60%。DAPT试验是这6项试验当中规模最大的一项，延长DAPT使GUSTO严重出血和中度出血的风险分别增加了0.2%（$P=0.15$）和0.7%（$P=0.004$）。

PEGASUS-TIMI 54试验报告，替格瑞洛60mg bid与安慰剂比较使TIMI严重出血的绝对风险增加1.2%，相对风险增加2倍（$HR=2.32$，95%CI：1.68～3.21；$P<0.001$）。

因此，现有证据表明，接受DAPT患者的出血风险与DAPT的持续时间呈正相关，无论疗程在1年之内还是1年以上。由于延长DAPT的获益（尤其是死亡终点）主要与既往心血管病史有关（如既往急性冠状动脉综合征或者心肌梗死 vs. 稳定性冠心病），因此，根据缺血和出血风险评估来制订个体化的DAPT方案十分必要。

第5节　评估缺血和出血的风险分层工具

由于需要权衡缺血和出血风险来决定DAPT的持续时间，因此，使用风险评分可能有助于制定个体化的DAPT方案，从而在更大程度抗缺血的同时也将出血风险降到最低。已经建立和验证的评价缺血和严重出血的风险评分多数是用来预测住院期间和出院后早期的风险。因此，利用这些评分来决定DAPT的持续时间可能存在很大问题，并且评价这些风险评分用来指导DAPT时程的数据也十分有限。因此，专门设计用来指导和建议 DAPT 方案的风险评分应当比利用现有的风险评分价值更大（表 3-1）。

表 3-1　经过验证可用于指导双联抗血小板治疗持续时间的风险评分

	PRECISE-DAPT 评分 18	DAPT 评分 15	
评估时机	冠状动脉支架置入时	安全使用 DAPT12 个月以后	
评估的 DAPT 持续时间	短期 DAPT（3~6 个月） 对比 标准/延长 DAPT（12~24 个月）	标准 DAPT（12 个月） 对比 延长 DAPT（30 个月）	
分值计算	血红蛋白 ≥12 11.5 11 10.5 ≤10 白细胞 ≤5 8 10 12 14 16 18 ≥20 年龄 ≤50 60 70 80 ≥90 肌酐清除率 ≥100 80 60 40 20 0 出血史 No — Yes 分值 0 2 4 6 8 10 12 14 16 18 20 22 24 26 28 30	年龄 ≥75 岁 65~75 岁 <65 岁 吸烟 糖尿病 以心肌梗死就诊 既往 PCI 或心肌梗死 紫杉醇洗脱支架 支架直径＜3mm CHF 或 LVEF＜30% 静脉桥支架	-2 分 -1 分 0 分 +1 分 +1 分 +1 分 +1 分 +1 分 +1 分 +2 分 +2 分
分值范围	0~100 分	-2~10 分	
指导治疗的评分界值	分值 ≥ 25 → 短期 DAPT 分值 ＜ 25 → 标准/延长 DAPT	分值 ≥ 2 分 → 延长 DAPT 分值 ＜ 2 分 → 标准 DAPT	
网络计算器	www.precisedaptscore.com	www.daptstudy.org	

注：DAPT：双联抗血小板治疗；PCI：经皮冠状动脉介入治疗；CHF：慢性充血性心力衰竭；LVEF：左室射血分数。

DAPT 评分的建模人群来自 DAPT 试验中的 11 648 例患者，并且在 PROTECT 试验中的 8136 例患者中进行了初步验证。DAPT 评分筛选出 9 个危险因素（年龄、充血性心力衰竭/左室射血分数减低、静脉桥支架、以急性心肌梗死就诊、既往心肌梗死或者 PCI 病史、糖尿病、支架直径＜3mm、吸烟及置入紫杉醇 DES），分值范围 -2

到 10。DAPT 试验显示，30 个月延长的 DAPT 方案降低了评分高危（即评分≥ 2 分）患者的心肌梗死、支架血栓和心脑血管事件的风险（减少 1 例缺血事件需要治疗的人数为 34 例），仅轻微增加了出血风险（增加 1 例出血事件需要治疗的人数为 272 例）。反之，评分低危（评分＜ 2 分）的患者并没有从延长的 DAPT 方案中得到缺血获益，并且中、重度出血的风险却显著增加了（增加 1 例出血需要治疗的人数为 64 例）。由于 PROTECT 试验当中 DAPT 的持续时间属非随机性，所以目前为止，DAPT 评分在指导 DAPT 时程（表 3-2）中的价值仅从 DAPT 试验纳入的患者中体现出来。DAPT 评分指导个体化 DAPT 方案的价值还需要进一步验证，尤其在非选择性的患者和仅置入新一代 DES 的患者。

表 3-2 利用风险评分指导双联抗血小板治疗的持续时间

建议	建议级别	证据水平
可以考虑利用风险评分来评估不同双联抗血小板治疗持续时间的获益与风险	Ⅱb	A

从 PARIS 注册研究衍生出来两个独立的风险评分，分别用来预测出血（年龄、体质指数、吸烟、贫血、肌酐清除率，以及出院时三联抗栓）和心肌梗死/支架血栓（糖尿病、急性冠状动脉综合征、吸烟、肌酐清除率、既往 PCI 史，以及既往 CABG 史）。PARIS 研究是在欧美国家进行的一项前瞻性、多中心的观察性研究，其目的是了解接受 PCI 患者不同的 DAPT 停药模式，同时探讨不同的停药模式对于后期不良临床事件的影响。该注册研究还纳入了有长期口服抗凝药物指征的患者。PARIS 出血和（或）缺血风险评分用于指导个体化 DAPT 方案的价值尚不清楚，因为 PARIS 试验中的 DAPT 持续时间属非随机性。目前为止，还没有研究对 PARIS 评分用于指导 DAPT 药物组合和持续时间的价值进行评价。PARIS 研究的出血高危患者中大约 40% 同时为缺血高危，而多达 65.3% 的患者缺血和出血的风险均为低危。因此，如何根据 PARIS 评分同时评价缺血和出血风险进而指导 DAPT 持续时间有待于进一步研究。

第三章 双联抗血小板治疗的有效性和安全性及风险分层工具

PRECISE-DAPT 协作组研究共纳入 14 963 例接受择期、紧急或者急诊 PCI 的冠心病患者，建立了一个包括 5 个条目（年龄、肌酐清除率、血红蛋白、白细胞计数和既往自发性出血史）的预测模型，用来预测接受 DAPT 患者的院外出血风险。

将 PLATO 试验（8595 例）和 Bern PCI 注册研究（6172 例）中的患者作为验证队列对 PRECISE-DAPT 评分（PRECISE-DAPT 评分计算教程见图 3-1）的预测价值进行了评价。与 PARIS 出血评分比较，PRECISE-DAPT 评分表现出整合区分度和再分类能力的改善。同时在随机到不同 DAPT 持续时间的患者（10 081 例）中探讨了 PRECISE-DAPT 评分的临床应用价值，以明确延长（12～24 个月）和缩短（3～6 个月）的 DAPT 方案对缺血和出血的影响是否与基线的出血风险有关。分析结果发现，根据 PRECISE-DAPT 评分判定为出血高危（PRECISE-DAPT 评分＜25 分）的患者，延长的 DAPT 方案不仅没有带来缺血获益，并且出血风险显著增加，导致 1

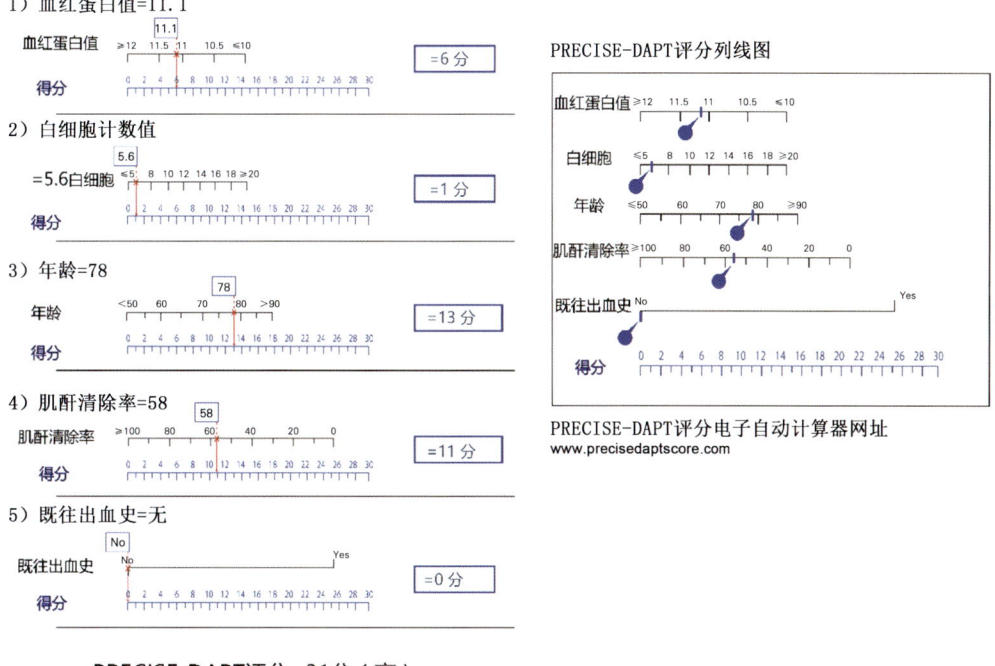

图 3-1　PRECISE-DAPT 评分计算案例

例有害事件需要治疗的人数为 38 例。而对于非出血高危（PRECISE-DAPT 评分＜25 分）患者，延长的 DAPT 没有增加出血，并且显著降低了联合缺血终点（心肌梗死、明确的支架血栓、卒中和靶血管重建）发生率，获益需要治疗的人数是 65 例。因此，出血高危患者选择＜12 个月的 DAPT 方案可以避免暴露在过高的出血风险当中。如果可以耐受，非出血高危患者可以选择标准（即 12 个月）或者延长的（即＞12 个月）的 DAPT 方案。

目前为止，上述风险预测模型尚未在随机对照试验中进行前瞻性验证。因此，它们能否改善患者预后还有待于进一步研究。

第 6 节　P_2Y_{12} 抑制剂的类型与启用时间

1. P_2Y_{12} 抑制剂的类型

（1）**氯吡格雷**　氯吡格雷与噻氯吡啶比较，尽管两药对于 P_2Y_{12} 的抑制程度相似，出血风险也相同，但是氯吡格雷的安全性更好，包括过敏、皮疹、消化不良及白细胞减少的发生率明显下降。噻氯吡啶与氯吡格雷的药效学方面差异较大与多种因素有关，包括基因多态性。关于 PCI 术后氯吡格雷最佳持续时间的临床证据请参阅第四章。

（2）**普拉格雷**　与氯吡格雷比较，普拉格雷可以达到更快、更大程度和更加一致的 P_2Y_{12} 抑制。普拉格雷形成活性代谢产物需要进行两步代谢，化学上类似于氯吡格雷的活性代谢产物。TRITON-TIMI 38 研究纳入冠状动脉解剖适合 PCI 而未服用 P_2Y_{12} 抑制剂的急性冠状动脉综合征患者或者计划行直接 PCI 的 STEMI 患者，两组患者的 DAPT 持续时间直至 15 个月。结果显示，普拉格雷组的主要联合终点发生率显著低于氯吡格雷组（9.3% vs. 11.2%，$HR=0.82$，95%CI：0.73～0.93；$P=0.002$），主要归功于心肌梗死发生率的降低（7.1% vs. 9.2%；相对风险降低 23.9%，95%CI：

12.7~33.7；P<0.001），但是，两组的非致死性卒中和心血管死亡无显著性差异。

普拉格雷显著增加了非CABG相关的TIMI严重出血（2.4% vs. 1.8%；HR=1.32，95%CI：1.03~1.68；P=0.03）。与氯吡格雷比较，普拉格雷显著增加了威胁生命的出血（1.4% vs. 0.9%；HR=1.52，95%CI：1.08~2.13；P=0.01）和致命性出血（0.4% vs. 0.1%，HR=4.19，95%CI：1.58~11.11；P=0.002）的风险。同时，普拉格雷治疗组CABG相关的出血风险也显著增加（13.4% vs. 3.2%；HR=4.72，95%CI：1.90~11.82；P<0.001）。对于有脑血管疾病史的患者，普拉格雷产生了临床净有害效应。另外，在年龄≥75岁和低体重（<60kg）患者，普拉格雷没有带来明显的临床净获益。TRITON-TIMI 38研究没有评价普拉格雷在药物保守治疗的急性冠状动脉综合征患者中的疗效与安全性。TRILOGY ACS研究全部纳入药物保守治疗的急性冠状动脉综合征患者，中位随访时间17个月，在年龄<75岁的患者中，普拉格雷和氯吡格雷两个治疗组的主要终点事件发生率无显著性差异（13.9% vs. 16.0%；HR=0.91，95%CI：0.79~1.05；P=0.21）。总体人群（包括老年患者）的结果也类似。因此，不建议普拉格雷用于药物保守治疗的急性冠状动脉综合征患者。

TRITON-TIMI 38试验的研究方案中规定，在冠状动脉造影后确定计划行PCI时再服用普拉格雷和氯吡格雷，仅在接受直接PCI的STEMI患者中允许预处理（2438例）。

关于PCI时普拉格雷的比较研究，ACCOAST试验将4033例非ST段抬高型心肌梗死（NSTEMI）患者在冠状动脉造影之前随机分为普拉格雷组（30mg负荷量，即预处理组）和安慰剂组（对照组），在随机后2~48小时内接受冠状动脉造影检查。当PCI指征明确时，预处理组PCI术中再次给予30mg普拉格雷，而对照组术中一次性给予60mg普拉格雷。两组的主要疗效终点事件（7天心血管死亡、心肌梗死、卒中、紧急靶血管重建，以及补救性使用糖蛋白Ⅱb/Ⅲa抑制剂）发生率无显著性差异（预处理组HR=1.02，95%CI：0.84~1.25；P=0.81）。而预处理组的主要安全性终点（7天所有TIMI严重出血，无论是否和CABG相关）发生率显著增加（HR=1.90，95%CI：1.19~3.02；P=0.006），非CABG相关的TIMI严重出血和致命性出血也增加。预处理没有减少PCI患者（69%）的主要终点，反而增加了7天TIMI严重出血的发生率。因此，不建议普拉格雷用于冠状动脉解剖未知和PCI指征不明确的急性冠状动脉综合征患者，但是，计划接受紧急冠状动脉造影和PCI的STEMI患者除外。

DAPT试验中共有3461例（占总人群34.7%）PCI术后最初12个月服用普拉格雷的患者被随机分为停药组或者继续治疗18个月组。TL-PAS试验提供了普拉格雷治疗患者的最大队列（2191例），该研究是一项前瞻性、多中心的开放性研究，目的是在美国的常规临床实践中观察Taxus Libertéʹ紫杉醇洗脱支架的临床效果。入组患者在支架置入术后接受开放标签的普拉格雷+阿司匹林治疗12个月，并不限于急性冠状动脉综合征患者（即已获批的普拉格雷适应证）。两组间死亡和卒中发生率相似，但是延长的普拉格雷治疗显著降低了心肌梗死发生率（1.9% vs. 7.1%；HR=0.255；$P < 0.001$）。

另外，DAPT试验中的共同主要终点（支架血栓）发生率在延长的DAPT组也是降低的（0.2% vs. 2.9%；HR=0.063；$P < 0.001$）。DAPT试验的安全性终点（GUSTO中重度出血）在继续使用普拉格雷直至30个月的亚组患者中在数量上也有所增加，但是统计学上无显著性差异（2.4% vs. 1.7%；HR=1.438；P=0.234）。目前缺乏关于PCI指征（即急性冠状动脉综合征 vs. 稳定性冠心病）和置入支架类型（即紫杉醇洗脱支架 vs. 其他类型支架）在普拉格雷亚组患者中的数据。

（3）替格瑞洛　替格瑞洛属环戊基嘧啶，是一种可逆性结合的新型P_2Y_{12}抑制剂，血浆半衰期大约12小时。PLATO试验显示，在急性冠状动脉综合征患者中替格瑞洛优于氯吡格雷。无论最终的血运重建策略（即计划或者非计划的有创治疗），入组患者在入院时允许给予氯吡格雷预处理。中高危NSTE-ACS（计划保守或者有创治疗）和计划直接PCI的STEMI患者随机给予氯吡格雷（负荷量300mg，之后75mg，1次/天）或者替格瑞洛（180mg负荷量，之后90mg，2次/天）。接受PCI的患者可以再次盲法给予氯吡格雷负荷量300mg（即总负荷量600mg）或者安慰剂，同时建议如果距初次负荷量已超过24小时可再次给予替格瑞洛90mg或者安慰剂。治疗持续12个月，最短的意向治疗时间为6个月，研究药物暴露的中位持续时间为9个月。

在总的研究队列中，替格瑞洛组的主要联合疗效终点（心血管死亡、心肌梗死和卒中)发生率显著低于氯吡格雷组(9.8% vs. 11.7%;HR=0.84,95%CI：0.77~0.92；P＜0.001)。根据事先确定的统计学分析方案,替格瑞洛组的血管性死亡(4.0% vs. 5.1%;HR=0.79,95%CI：0.69~0.91;P=0.001)和心肌梗死(5.8% vs. 6.9%;HR=0.84,95%CI：0.75~0.95;P=0.005)均显著减少。而两组的卒中发生率无显著性差异(1.3% vs. 1.5%;P=0.22)。替格瑞洛组明确的支架血栓发生率(1.3% vs. 1.9%,P＜0.01)和全因死亡率(4.5% vs. 5.9%,P＜0.001)均显著降低。关于安全性终点,PLATO定义的严重出血在氯吡格雷和替格瑞洛两组间无显著性差异(11.2% vs. 11.6%;P=0.43)。与氯吡格雷比较,替格瑞洛组非CABG相关的严重出血风险增加(4.5% vs. 3.8%;HR=1.19,95%CI：1.02~1.38;P=0.03),而两组间CABG相关的严重出血发生率类似(7.4% vs. 7.9%;P=0.32)。另外,两组间总的致命性出血发生率无差异(均是0.3%)。无论采取何种治疗策略(即接受PCI、药物保守治疗或者CABG),替格瑞洛在减少主要终点事件及心血管死亡和全因死亡的获益方面均一致优于氯吡格雷。

目前还没有设计专门的研究在NSTE-ACS患者中探讨早期(冠状动脉造影之前)和延迟(冠状动脉造影之后)启用替格瑞洛的价值。ATLANTIC研究纳入1862例在发病6小时内就诊的STEMI患者,比较院前(救护车内)和院内(导管室内)启用替格瑞洛。主要终点是PCI术前ST段回落≥70%的患者比例和首次造影时梗死相关动脉未达到TIMI 3级血流的患者比例。次要终点包括30天MACE和明确支架血栓的发生率。两种治疗策略的中位时间差为31min。两个共同主要终点在院前和院内两个治疗组之间均无显著性差异。院前组的明确支架血栓发生率显著低于院内组(最初24小时：0 vs. 0.8%,P=0.008;30天：0.2% vs. 1.2%,P=0.02)。无论采用何种出血定义,两组的严重出血发生率都很低,且基本一致。

PEGASUS试验在有急性冠状动脉综合征病史的患者中探讨了替格瑞洛治疗＞12个月的价值,详细内容请参阅第四章。

2. 接受溶栓治疗的STEMI患者使用P_2Y_{12}抑制剂

氯吡格雷是唯一一个在初始接受溶栓治疗的STEMI患者中被充分研究过的P_2Y_{12}

抑制剂，并且在年龄≤75岁的患者中评价过氯吡格雷300mg负荷量。STREAM试验的目的不是专门研究氯吡格雷，其中年龄≥75岁的患者接受氯吡格雷治疗但是没有给予负荷量（即75mg qd起始），同时采用半量溶栓方案。因此，在老年患者中是否应当给予氯吡格雷负荷量需要进行个体化。虽然按照研究方案普拉格雷和替格瑞洛可用于接受过溶栓治疗但是之前没用过P_2Y_{12}抑制剂或者已用过氯吡格雷的患者，但是建议这两种新型P_2Y_{12}抑制剂用于溶栓期间或者溶栓后即刻还缺少足够的安全性资料。

3. P_2Y_{12}抑制剂的启用时机

以往的指南和综述对于P_2Y_{12}抑制剂最佳启用时机的证据已进行过广泛讨论。合理的方案是依据药物适应证获批的相关研究中的用药时机来启用P_2Y_{12}抑制剂（即尽早启用氯吡格雷和替格瑞洛是安全的，根据冠状动脉解剖明确PCI指征后尽早启用普拉格雷是安全的）。计划在导管室内使用坎格瑞洛的方案可以取消早期启用P_2Y_{12}抑制剂的策略，坎格瑞洛可确保即刻抑制未服用过P_2Y_{12}抑制剂患者的靶受体。在PCI期间接受坎格瑞洛输注的患者，口服P_2Y_{12}抑制剂的启用时机取决于选择的药物种类。尽管可以在输注坎格瑞洛之前、期间或者结束时任一时刻启用替格瑞洛，但是建议在坎格瑞洛输注结束时才能启用氯吡格雷或者普拉格雷（或者在输注结束前30min内启用普拉格雷）。在接受有创治疗的急性冠状动脉综合征患者中，关于早期启用P_2Y_{12}抑制剂和在导管室内使用坎格瑞洛的疗效与安全性方面值得进一步研究。如果已知冠状动脉解剖或者PCI的可能性很大（如STEMI患者），有专家共识和研究证据表明，尽早启用口服P_2Y_{12}抑制剂的获益超过风险。然而，在接受诊断性冠状动脉造影的稳定性冠心病患者，还缺少令人信服的证据显示早期启用P_2Y_{12}抑制剂的获益超过风险。

第 7 节　最大程度减少双联抗血小板治疗的出血

成功 PCI 术后出血本身与发病率和死亡率的增加有关，并且可能是因果关系，所以应当尽最大可能降低出血风险。个体化治疗是降低出血风险的重要措施，主要包括：识别出血的危险因素、选择经桡动脉途径穿刺、药物剂量、使用质子泵抑制剂，以及选择恰当的 P_2Y_{12} 抑制剂。

1. 血管穿刺途径

MATRIX 试验是迄今为止规模最大的关于穿刺途径选择的临床试验。共有 8404 例急性冠状动脉综合征患者随机分为经桡动脉途径和经股动脉途径两组。首要的共同主要终点是 30 天 MACE 事件（定义为死亡、心肌梗死和卒中的联合终点），经桡动脉途径组 30 天的 MACE 发生率显著低于经股动脉途径组（8.8% *vs.* 10.3%，*RR*=0.85，95%*CI*：0.74～0.99；*P*=0.031）。次要的共同主要终点是 30 天净临床不良事件（包括 MACE 和非 CABG 相关的 BARC 严重出血），经桡动脉途径组的 30 天净临床不良事件发生率显著低于经股动脉途径组（9.8% *vs.* 11.7%，*RR*=0.83，95%*CI*：0.73～0.96；*P*=0.009）。另外，经桡动脉途径组的全因死亡率下降（1.6% *vs.* 2.2%；*RR*=0.72，95%*CI*：0.53～0.99；*P*=0.045），严重出血（BARC 3 或 5）的发生率也显著下降（1.6% *vs.* 2.3%；*RR*=0.67，95%*CI*：0.49～0.92；*P*=0.013）。经桡动脉途径显著降低了穿刺部位需要外科手术修补和输血的发生率。近期更新的包括 MATRIX 试验的一项荟萃分析发现，与经股动脉途径比较，经桡动脉途径显著降低了严重出血、心肌梗死、死亡、卒中及全因死亡的风险。

2. 接受 DAPT 患者的阿司匹林剂量

研究一致表明，无论阿司匹林单药治疗还是与 P_2Y_{12} 抑制剂氯吡格雷联用，小剂量阿司匹林（≤100mg/d）与较大剂量阿司匹林比较，均降低了严重出血和所有出血的风险。因为有证据显示阿司匹林剂量低至每天 30～50mg 即可使环氧合酶-1 完全失活，从而抑制血栓烷的产生。另外，替格瑞洛联用大剂量阿司匹林（≥300mg/d）

与联用小剂量阿司匹林（≤100mg/d）比较，其疗效下降。尽管该研究结果的分子机制尚不完全清楚，但是支持使用小剂量阿司匹林。接受 DAPT 患者的阿司匹林最佳剂量范围（即最大程度减少缺血并且最大程度避免出血）似乎是 75～100mg（表3-3）。

表3-3 双联抗血小板治疗期间减少出血的措施

建议	建议级别	证据水平
当由技术熟练的术者实施冠状动脉造影和 PCI 时，建议优先选择经桡动脉途径替代经股动脉途径	I	A
对于接受双联抗血小板治疗的患者，建议阿司匹林 75～100mg，1次/天	I	A
建议在接受双联抗血小板治疗时合用质子泵抑制剂[a]	I	B
不建议在支架置入术前和术后常规进行血小板功能检测来调整抗血小板治疗	III	A

注：PCI：经皮冠状动脉介入治疗。[a] 尽管质子泵抑制剂不增加心血管事件风险的证据来自奥美拉唑，但是根据药物间相互作用研究，奥美拉唑和埃索美拉唑最有可能产生临床相关的药物间相互作用，而泮托拉唑和雷贝拉唑产生药物间相互作用的可能性最低。

3. 血小板功能检测、基因检测及不同 P_2Y_{12} 抑制剂之间的转换

接受 P_2Y_{12} 抑制剂治疗时的高血小板反应性和低血小板反应性可分别预测缺血和出血风险。这些数据成为依据血小板功能检测进行个体化抗血小板治疗的基础。所有利用血小板功能检测以调整抗血小板治疗的临床试验均已告失败。需要指出，这些临床试验存在很多局限性，主要包括：入选的研究人群为低危患者；全部使用氯吡格雷；确定 P_2Y_{12} 抑制剂最佳治疗窗的 P_2Y_{12} 反应单位阈值不统一。

ANTARCTIC 试验仅入选缺血和出血高危（根据年龄≥75岁）的急性冠状动脉综合征患者，并采用能够更准确反映 P_2Y_{12} 抑制的最适阈值，再次探讨个体化抗血小板的理念。研究方案中建议老年患者以普拉格雷 5mg/d 剂量替代氯吡格雷，根据个体反应可以上调或者下调剂量。必要时在出院后 14 天再次进行血小板功能检测，最终有 45% 的患者发生治疗转变。依据 P_2Y_{12} 的抑制水平，这部分患者被判定为存在治疗过度或者治疗不足，但是按方案中的药物调整策略没能最终改善缺血和安全性

终点。遗传变异对抗血小板药物（尤其是氯吡格雷）的影响已在急性冠状动脉综合征和计划 PCI 的患者中得到证实。根据细胞色素 P450（CYP）2C19 的水平快速获得 2C19 基因型的信息有助于达到 P_2Y_{12} 抑制的最佳治疗窗，但是，目前为止还没有随机试验能够证实这种药物调整策略的临床获益。并且有研究表明，服用氯吡格雷后血小板反应性的差异仅有 6%～12% 可以用基因型的差异来解释。

鉴于上述原因，不建议血小板功能检测和基因检测用于指导 DAPT 的个体化治疗。但是在某些检测结果有可能改变治疗策略的特殊情况（如反复发生不良事件）下可以考虑。之前正接受 DAPT 而等待 CABG 的患者也可以考虑（参阅第五章）。

4. 质子泵抑制剂与 DAPT

上消化道出血是长期抗血小板治疗最常见的严重出血并发症。随机对照试验已表明，质子泵抑制剂在接受阿司匹林治疗的高危患者中降低了反复上消化道出血的风险。关于法莫替丁（一种组胺 H_2 受体拮抗剂）也有类似的研究证据。

氯吡格雷需要在肝脏通过 CYP 同工酶（主要是 CYP2C19）进行代谢转换后才能发挥其抗血小板效应。而质子泵抑制剂也是通过 CYP 同工酶进行代谢，从而导致对 CYP2C19 的抑制（主要是奥美拉唑和埃索美拉唑），因此，合用有可能减少氯吡格雷的代谢激活。药动学研究表明，当与质子泵抑制剂（主要是奥美拉唑）合用时，氯吡格雷的抗血小板作用减弱。根据药物 - 药物相互作用研究，奥美拉唑和埃索美拉唑与氯吡格雷合用时产生的药物相互作用最大，兰索拉唑的影响中等，而泮托拉唑和雷贝拉唑的影响最小。重要的是，研究发现质子泵抑制剂与普拉格雷或者替格瑞洛合用时不发生药物间相互作用。

目前仅有观察性研究发现，质子泵抑制剂与氯吡格雷合用时增加了心血管缺血事件的风险。但是随机试验和倾向性评分匹配研究并不支持这种相关性的存在。

COGENT 试验是一项随机、双盲、双哑、安慰剂对照的Ⅲ期研究，比较氯吡格雷（75mg）与奥美拉唑（20mg）合用与氯吡格雷单用的疗效与安全性。患者入选标准：年龄≥ 21 岁，预期氯吡格雷与阿司匹林联用至少 12 个月，包括急性冠状动脉综合征和接受支架置入的患者。研究中排除了消化道出血的高危患者 [需要质子泵抑制剂、硫糖铝（一种 H_2 受体拮抗剂）或者米索前列醇；有糜烂性食管炎、食管胃底静脉曲张或者非内镜下胃部手术史；正接受口服抗凝药物治疗并且在研究期间不能安全停药；或者近期接受过溶栓治疗]。因此，参照以往阿司匹林单药治疗的高危患者可以从质子泵抑制剂或者 H_2 受体拮抗剂中获益的证据，COGENT 试验的纳入人群为接受 DAPT 的消化道出血低危患者，其设计合理性在于阿司匹林联用氯吡格雷与单用阿司匹林比较的消化道出血风险更高。由于经费原因，该研究被提前终止。共完成入组 3761 例患者，而计划入组人数是 5000 例。事先定义的主要消化道疗效终点是从随机到首次发生上消化道临床事件的时间。随机后 180 天时，奥美拉唑组的上消化道出血发生率显著低于安慰剂组（1.1% *vs.* 2.9%，HR=0.34，95%CI：0.18～0.63；P < 0.001）。

此外，氯吡格雷与奥美拉唑合用没有显著增加心血管事件的风险（奥美拉唑组 4.9%，95%CI：3.4%～6.4%；安慰剂组 5.7%，95%CI：4.0%～7.3%；P=0.98），即使在高危亚组患者或者关于个别终点事件，研究结果均一致。两组间的严重不良事件发生率无显著性差异（奥美拉唑组 10.1% *vs.* 安慰剂组 9.4%，P=0.48），总体的不良事件发生率也相似（41.3% *vs.* 42.8%；P=0.33）。奥美拉唑治疗组患者中 3.0% 报道了腹泻症状，相比之下安慰剂组报告率仅有 1.8%（P=0.01）。整个研究期间无新发骨质疏松症的报道，安慰剂组报道了 1 例外周神经病。

目前为止，还没有随机试验在阿司匹林联用普拉格雷或者替格瑞洛的患者中比较用与不用质子泵抑制剂。但是与包含氯吡格雷的 DAPT 比较，包含普拉格雷或者替格瑞洛的 DAPT 增加了消化道出血的风险。质子泵抑制剂的短期和长期安全性已被广泛接受，仅在用药 1 年以上的患者中报道了镁吸收障碍。因此，建议在随访期间监测血清镁，尤其当用药 1 年以上时。

5. P_2Y_{12} 抑制剂的种类、剂量和持续时间

各种冠心病背景均已确立了 P_2Y_{12} 抑制剂的种类和剂量（表 3-4）。既往颅内出血和进行性出血是普拉格雷和替格瑞洛的常见禁忌证，普拉格雷应慎用于年龄 ≥ 75 岁或者体重 < 60kg 的患者。既往卒中或者短暂性脑缺血发作患者使用普拉格雷可能有

表 3-4　关于 P_2Y_{12} 抑制剂种类选择和用药时机的建议

建议	建议级别	证据水平
对于 ACS 患者，不论采取何种初始治疗策略，建议替格瑞洛（180mg 负荷量，90mg 每天 2 次）与阿司匹林联用，包括已给予氯吡格雷预处理的患者（开始服用替格瑞洛后停用氯吡格雷），除非有禁忌证	I	B
对于行 PCI 的 ACS 患者，除非存在危及生命的出血风险或其他禁忌证，建议普拉格雷（60mg 负荷量，10mg 每天 1 次）与阿司匹林联用。包括之前未用过 P_2Y_{12} 抑制剂的 NSTE-ACS 患者、初始采取保守治疗但是有明确 PCI 指征的 STEMI 患者，以及行直接 PCI 的 STEMI 患者	I	B
对已知冠状动脉解剖并且决定行 PCI 的患者及 STEMI 患者，一般建议给予 P_2Y_{12} 抑制剂预处理	I	A
对于诊断明确并且决定行有创治疗的 NSTE-ACS 患者，应当考虑尽早给予替格瑞洛（180mg 负荷量，90mg 每天 2 次），或者氯吡格雷（600mg 负荷量，75mg 1 次/天）（前提是替格瑞洛无药或不可用）	IIa	C
对于稳定性冠心病患者，如果行 PCI 的可能性很高，可以考虑给予氯吡格雷预处理	IIb	C
对于接受 PCI 支架置入的稳定性冠心病患者和不能使用替格瑞洛或普拉格雷的 ACS 患者（既往有颅内出血史或者有长期口服抗凝指征），建议氯吡格雷（600mg 负荷量，75mg 1 次/天）与阿司匹林联用	I	A
对于接受溶栓治疗的 STEMI 患者，建议氯吡格雷（年龄≤75 岁时给予 300mg 负荷量，75mg 每天 1 次）与阿司匹林联用	I	A
对于接受 PCI 的稳定性冠心病患者，在充分评估缺血（如高 SYNTAX 评分、既往支架血栓及置入支架的部位和数量）和出血风险（如根据 PRECISE-DAPT 评分）后，可以考虑以替格瑞洛或普拉格雷替代氯吡格雷	IIb	C
对于冠状动脉解剖未知的 NSTE-ACS 患者，不建议给予普拉格雷	III	B

注：ACS：急性冠状动脉综合征；PCI：经皮冠状动脉介入治疗；STEMI：ST 段抬高型心肌梗死；NSTE-ACS：非 ST 段抬高的急性冠状动脉综合征。替格瑞洛禁忌证：既往颅内出血或进行性出血。普拉格雷禁忌证：既往颅内出血，既往缺血性卒中，短暂性脑缺血发作或进行性出血；普拉格雷不建议用于年龄≥75 岁或体重＜60kg 的患者。

害，可以选择氯吡格雷。卒中病史往往是体弱的标志，预示以后出血性卒中的风险增加，尤其在发病后第一年。从普拉格雷或者替格瑞洛转换为氯吡格雷是比较常见的临床现象，尤其当发生轻微出血和血小板反应性减低（严重出血的标志物）时。目前还缺乏设计合理并且有足够统计学力度的随机试验来评价已服用一种 P_2Y_{12} 抑制剂数周或者数月之后转换为另外一种 P_2Y_{12} 抑制剂（即转换治疗）的长期安全性与疗效。因此，一般不鼓励转换治疗。

第8节　口服 P_2Y_{12} 抑制剂之间的转换

不同种类的 P_2Y_{12} 抑制剂在药理学包括药物结合部位、半衰期、起效和失效速度等方面均存在差异，因此当一种 P_2Y_{12} 抑制剂转换为另外一种 P_2Y_{12} 抑制剂时，很可能会产生相互作用。

唯一一种在有足够统计学力度评价临床终点的研究中探讨过的 P_2Y_{12} 抑制剂之间的转换方式是氯吡格雷转换为替格瑞洛，然而，该研究不是专门设计用来评价氯吡格雷转换为替格瑞洛的安全性与疗效。PLATO 试验中接近 50% 的入组患者在随机到替格瑞洛组之前已用过氯吡格雷，多数服用了 300～600mg 的负荷量。替格瑞洛的疗效与安全性并没有受到之前用过氯吡格雷的影响。然而，在 TRITON-TIMI38 试验的研究方案中规定，之前使用过 P_2Y_{12} 抑制剂是入组的一条排除标准。尽管有注册资料提供了氯吡格雷转换为普拉格雷在安全性方面的可靠数据，但是还缺少有足够统计学力度来评价临床终点的随机试验。同样，所有其他可能的药物转换方式，包括普拉格雷和替格瑞洛之间，或者替格瑞洛/普拉格雷转换为氯吡格雷，均缺少可评价临床终点的数据。鉴于缺乏安全性和疗效方面的数据，一般不鼓励随意进行药物转换。但是，很多 P_2Y_{12} 抑制剂之间转换的理由源自临床因素（即药物不良反应或者药物不耐受），并且注册研究发现药物转换在临床实践中并不少见，目前的转换规则是根据现有的药代动力学数据（表 3-5，图 3-2）。

表 3-5 口服 P_2Y_{12} 抑制剂之间的转换

建议	建议级别	证据水平
对于之前使用氯吡格雷的急性冠状动脉综合征患者，除非有禁忌证，建议入院后尽早从氯吡格雷转换为替格瑞洛，给予180mg负荷量，无论氯吡格雷的给药时机和负荷剂量	Ⅰ	B
一旦出现不良反应或药物不耐受的情况，可以考虑转换为另外一种口服 P_2Y_{12} 抑制剂	Ⅱb	C

注：替格瑞洛禁忌证：既往颅内出血或进行性出血。

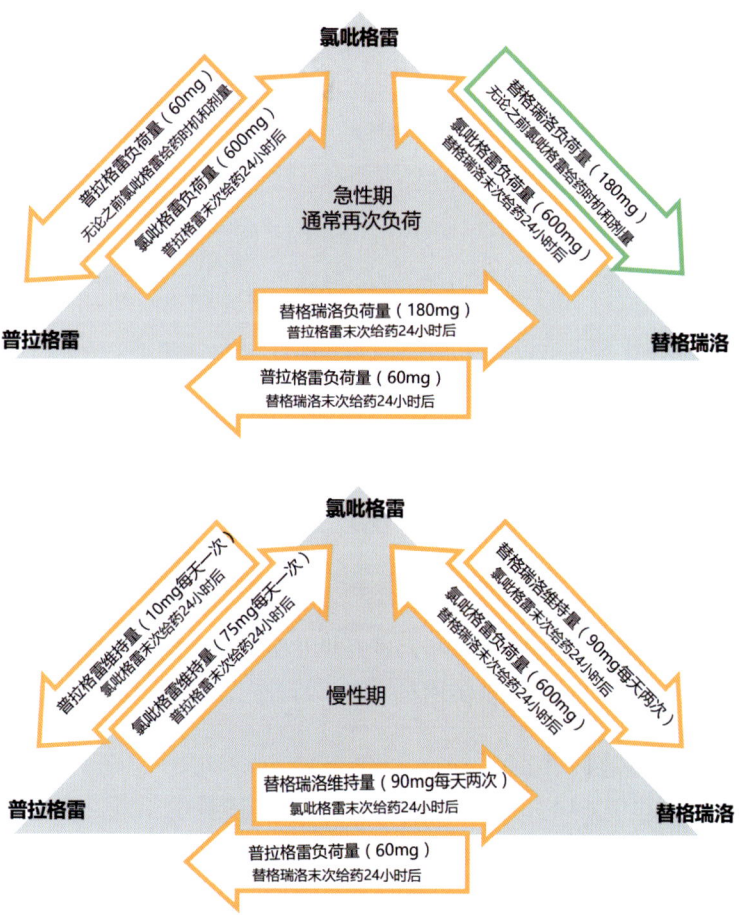

图 3-2 在急慢性背景下口服 P_2Y_{12} 抑制剂之间的转换策略

注：以不同颜色表示 ESC 的建议级别（绿色 = Ⅰ类；橙色 = Ⅱb 类）。从氯吡格雷指向替格瑞洛的绿色箭头是强调此转换策略是唯一在急性冠状动脉综合征患者中有终点评价数据的转换策略。橙色箭头所表示的转换策略目前均缺少评价终点的数据。通常认为的急性背景是指在住院期间发生的药物转换。

【评注】

本章分为 8 节讨论了临床关注的 6 个重要问题：DAPT 的有效性、DAPT 的安全性、评估 DAPT 风险的分层工具、P_2Y_{12} 受体抑制剂的启用时间、降低 DAPT 出血风险的策略和口服 P_2Y_{12} 受体抑制剂之间的相互转化策略。充分了解这 6 个问题，是临床实践中选择正确策略的前提。

评价 DAPT 的有效性包括预防支架血栓、预防自发性心肌梗死和降低死亡率。现有的证据显示，DAPT 可以降低从急性期到极晚期所有支架血栓的风险。然而，导致支架血栓主要有疾病本身、支架平台和 PCI 手术 3 个方面的原因，其中手术即刻结果不良可能是最主要的原因。因此，在高危患者借助腔内影像技术提高手术即刻效果，对于预防支架血栓十分重要。DAPT 能够降低自发性心肌梗死的发生率，但是延长 DAPT 的代价是增加出血的风险。目前，对于所有冠心病（急性冠状动脉综合征、心肌梗死后和 PCI 术后）患者，没有充分证据显示 DAPT 能够降低死亡率。

DAPT 的安全性主要与用药时间有关。用药时间短，出血风险降低，但是缺血风险增高。用药时间延长，缺血风险降低，但是出血风险增高。因此，根据缺血和出血风险评估来制订个体化的 DAPT 方案十分必要。

目前至少有 5 个评估 DAPT 风险的分层工具。然而，在后续的验证研究（包括在中国医学科学院阜外医院急性冠状动脉综合征患者进行的验证研究）中，仅仅显示中等预测效力。其原因可能是各个研究纳入的研究人群和研究方法不同。笔者认为，医学不是数学，不能够简单套用一加一等于二的概念。应当动态进行风险分层，制订个体化的策略。

目前，临床可供选择的口服 P_2Y_{12} 受体抑制剂有氯吡格雷、替格瑞洛和普拉格雷，在中国大陆只有前 2 种。启用 P_2Y_{12} 受体抑制剂的时间不仅要考虑所用药物的药代学和药动学，还要考虑疾病本身（稳定性冠心病？还是急性冠状动脉综合征？）。与稳定性冠心病不同，急性冠状动脉综合征的病理学特征是高致血栓性和高炎症性。急性冠状动脉综合征的高炎症性可以导致 P_2Y_{12} 受体抑制剂的吸收平均延迟 2～5

小时。RAPID 和 RAPID2 的研究显示，在使用替格瑞洛 2 小时时，替格瑞洛对血小板的抑制率不超过 50%。这与在稳定性冠心病患者进行的 ONSET/OFFSET 的研究结果有很大不同。临床医师在具体实践中要注意到这个问题。

新版指南认为，个体化治疗是降低出血风险的重要措施，主要包括识别出血的危险因素、选择经桡动脉途径穿刺、药物剂量、使用质子泵抑制剂和选择恰当的 P_2Y_{12} 抑制剂。评估 DAPT 风险的分层工具可以帮助识别高危出血患者。经桡动脉途径穿刺在中国的普及率很高，但是在重症患者往往还是选择股动脉途径。在选择联合应用替格瑞洛的 DAPT 方案中，阿司匹林剂量与出血有明确的关系，因此，指南建议的剂量为 75～100mg。实际上，中国的患者联合使用 100mg 剂量的阿司匹林，轻微出血发生率更高，往往导致患者自行停用 DAPT。在我们的临床实践中，通常根据患者情况选择 25～75mg 剂量的阿司匹林，预防发生出血，因为阿司匹林剂量低至每天 30～50mg 即可使环氧合酶 -1 完全失活，从而抑制血栓烷的产生。目前不建议血小板功能检测和基因检测用于指导 DAPT 的个体化治疗，但是反复发生不良事件时可以考虑血小板功能检测和基因检测，其检测结果有可能改变治疗策略。经常遇到同一例患者在同一天不同时间段的血栓弹力图检测结果差异很大，很难想象这种结果能够指导临床实践。新版指南建议常规联合应用质子泵抑制剂，我们对此持谨慎态度。由于长期应用质子泵抑制剂的风险包括导致胃窦部细胞萎缩和可能导致心血管缺血事件风险增加及使用成本，我们仅在有消化道出血史、高龄、低体重、强化抗栓治疗和幽门螺杆菌感染的患者中联合应用质子泵抑制剂。

口服 P_2Y_{12} 受体抑制剂之间的相互转化是临床上经常遇到的问题。新版指南提出了很具体的建议。然而，我们在氯吡格雷与替格瑞洛相互转换时会根据患者的具体情况，考虑是否先用负荷剂量再用维持剂量进行转换。例如，在已经使用 600mg 负荷剂量氯吡格雷的患者，通常先同日使用 90mg 替格瑞洛，次日开始 90mg/ 次、2 次 / 日的策略。

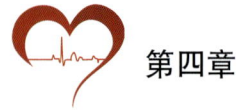

第四章

双联抗血小板治疗和经皮冠状动脉介入治疗

表 S1（A 和 B）中列出了所有关于评价 DAPT 持续时间 > 1 个月的风险与获益的临床试验，研究对象主要是 PCI 术后或者有急性冠状动脉综合征病史的患者。图 4-1 总结了指南当中关于 PCI 术后、CABG 术后和接受药物保守治疗的急性冠状动脉综合征患者 DAPT 持续时间的建议。

为了对现有证据进行清晰的比较，指南编写人员总结了所有对不同种类 P_2Y_{12} 抑制剂或者不同的 DAPT 持续时间进行比较的临床试验。表 S1A 中展示了较强与较弱的抗血小板治疗相比得出的复合缺血终点、出血终点以及死亡率的相对风险。临床终点来自此前发表的数据或者直接来自于研究作者。

第四章 双联抗血小板治疗和经皮冠状动脉介入治疗

表 S1A 比较不同 P_2Y_{12} 抑制剂和不同双联抗血小板治疗持续时间的研究

研究	缺血				出血				死亡			
	缺血事件相对风险[a] RR	低缺血风险 (2%/年) NNT	高缺血风险 (10%/年) NNT		出血事件相对风险[b] RR	低出血风险 (0.5%/年) NNT	高出血风险 (2.5%/年) NNT		死亡相对风险 RR	低死亡风险 (1%/年) NNT	高死亡风险 (3%/年) NNT	
CURE	0.80(0.72~0.90)	250	50		1.38(1.13~1.67)	526	105		0.92(0.81~1.06)	1240	413	
CREDO	0.74(0.57~0.95)	192	38		1.39(1.04~1.87)	513	103		0.75(0.41~1.39)	400	133	
CHARISMA	0.93(0.83~1.05)	714	143		1.25(0.97~1.61)	800	160		0.99(0.86~1.14)	10000	3333	
CHARISMA Prior MI	0.83(0.72~0.96)	292	58		1.11(0.81~1.54)	1754	351		0.91(0.76~1.09)	1111	370	
TRITON	0.81(0.73~0.90)	263	53		1.31(1.11~1.56)	645	129		0.95(0.78~1.16)	2000	667	
PLATO	0.84(0.77~0.92)	313	63		1.25(1.03~1.53)	800	160		0.78(0.69~0.89)	455	152	
REAL/ZEST LATE	1.84(0.99~3.45)	60	12		2.96(0.31~28.5)	102	20		1.52(0.75~3.5)	192	64	
PRODIGY	0.98(0.72~1.34)	2500	500		1.80(0.96~3.38)	251	50		1.00(0.72~1.40)	NA	NA	
EXCELLENT	0.86(0.43~1.73)	368	74		2.50(0.78~7.70)	133	27		1.75(0.51~5.88)	133	44	
RESET	1.32(0.58~3.01)	155	31		2.01(0.69~5.87)	199	40		1.60(0.52~4.87)	167	56	
TRILOGY ACS	0.96(0.86~1.07)	1250	250		1.28(0.95~1.73)	714	143		0.94(0.82~1.08)	1667	556	
OPTIMIZE	0.89(0.64~1.24)	472	94		1.29(0.83~2.01)	678	136		1.05(0.69~1.59)	2000	667	
DAPT	0.71(0.59~0.85)	172	34		1.61(1.21~2.15)	328	66		1.36(1.00~1.85)	278	93	
DAPT EES treated	0.89(0.67~1.18)	455	91		1.79(1.15~2.80)	253	51		1.80(1.11~2.92)	125	42	
DES LATE	1.06(0.74~1.51)	833	167		1.41(0.83~2.38)	488	98		1.41(0.91~2.22)	244	81	
ARCTIC-Interruption	0.84(0.47~1.51)	313	63		3.84(1.10~14.3)	70	14		1.32(0.49~3.55)	313	104	
SECURITY	0.78(0.47~1.28)	225	45		1.49(0.58~3.84)	408	82		1.10(0.37~3.28)	1100	367	
PEGASUS Ticagrelor 90	0.85(0.75~0.96)	333	67		2.69(1.96~3.70)	118	24		1.00(0.86~1.16)	NA	NA	
PEGASUS Ticagrelor 60	0.84(0.74~0.95)	313	63		2.32(1.68~3.21)	152	30		0.89(0.76~1.04)	909	303	
PEGASUS Ticagrelor 60 (Continued Treatment)	0.75(0.61~0.92)	200	40		3.43(2.10~5.60)	82	16		0.80(0.60~1.06)	500	167	
ISAR SAFE	1.09(0.62~1.91)	556	111		2.17(0.82~5.55)	171	34		1.51(0.61~3.70)	196	65	
JTALIC	2.09(0.63~6.94)	46	9		1.05(0.31~3.64)	4000	800		0.25(0.03~2.22)	133	44	
I-LOVE-IT2	1.17(0.68~1.35)	294	59		0.85(0.47~1.56)	1333	267		1.20(0.59~2.42)	375	125	
OPTIDUAL	0.66(0.39~1.11)	147	29		0.89(0.48~1.67)	1818	364		0.65(0.34~3.70)	286	95	

注：临床试验名称的解释请参阅正文原文指南参考缩略词表。绿色表示较弱抗血小板治疗策略相比，较强治疗策略带来的获益。红色表示与较弱抗血小板治疗策略相比，较强治疗策略造成的危害。在 ARCTIC-Interruption 研究中，[a] 被定义为全因死亡、任何急性冠状动脉综合征、卒中或短暂性脑缺血发作、心肌梗死或血管/血管性或全因死亡、卒中或复合终点。[a] 定义为心脏/心血管/血管性或全因死亡、心肌梗死或卒中死亡中的复合终点。[b] 定义为 TIMI 严重或中度出血事件。TIMI 严重或中重度定义为其他标准定义的中重度出血事件。

表 S1B 评估阿司匹林联合应用不同 P2Y12 抑制剂或长期 DAPT 方案与非 DAPT 或短期 DAPT 方案比较的研究

研究	纳入标准	排除标准	随机化	缺血终点	出血终点	主要终点	结果
CURE	年龄 > 21 岁；怀疑 UA 或 NSTEMI；出现症状后 24 小时之内就诊；ECG 符合缺血性改变或者心肌酶升高或者肌钙蛋白 I 或 T ≥ 2×ULN	高出血风险；抗血栓或抗血小板治疗禁忌；NYHA IV 级心力衰竭；未控制的高血压；目前正服用抗凝药物；氯吡格雷、噻氯匹定或 NSAIDs 或者 3 天之内用过 GP IIb/IIIa 抑制剂	氯吡格雷 vs. 安慰剂	心脏死亡、心肌梗死或卒中	严重出血症定义为致残性出血导致失明或出血大量出血、眼内出血导致失明或者需要输血至少 2 个单位	心血管死亡、非致死性心肌梗死或卒中	氯吡格雷使主要终点事件发生率降低 20%
CREDO	年龄 > 21 岁；有症状的 CAD，具有缺血的客观证据（如心绞痛或负荷试验阳性或 ECG 动态变化）需行择期或急诊 PCI，包括传统的血管成形术或冠状动脉内支架置入	活动性内脏出血或出血性体质；冠状动脉解剖不适合支架置入；计划分期介入手术；左主干狭窄 > 50%；近 2 周 PCI 失败；24 小时内 Q 波心肌梗死；血清肌酐 ≥ 3.0mg/dl；ALT/AST > 3×ULN，近 7 天内使用 GP IIb/IIIa 拮抗剂；需长期抗凝或使用 NSAID；抗栓或抗血小板治疗禁忌	28 天 vs. 12 个月 DAPT 治疗（氯吡格雷+阿司匹林）	死亡、心肌梗死或卒中	严重出血症定义，颅内出血，或血红蛋白下降 > 5g/dl 或红细胞压积下降 15% 以上	全因死亡、心肌梗死或紧急靶血管运重建	氯吡格雷使主要终点事件发生率降低 26.9%
CHARISMA	年龄 ≥ 45 岁并且符合以下至少一条：冠心病或脑血管疾病或有症状的外周动脉疾病 2 个主要或 1 个主要 + 2 个次要或 3 个次要的危险因素（主要危险因素：I 型或 II 型糖尿病、糖尿病肾病、ABI < 0.9，无症状的颈动脉狭窄 ≥ 70%，至少一处颈动脉斑块；次要危险因素：SBP ≥ 150mmHg、原发性高胆固醇血症、目前吸烟 > 15 支/天，男性 ≥ 65 岁或女性 ≥ 70 岁）	需氯吡格雷治疗的情况，例如近期发生 NSTE-ACS 或研究者评估需长期氯吡格雷治疗；需长期服用大剂量 ASA (> 162mg/d) 或 NSAIDs（除了 COX-2 抑制剂）；正用其他口服抗栓药物并需要长期治疗（如 OAC）；计划进行血运重建治疗	氯吡格雷 vs. 安慰剂	心脏死亡、心肌梗死或卒中	GUSTO 严重出血	心血管死亡、心肌梗死或卒中	无显著差异
TRITON	计划 PCI 并已知解剖结构；中高危 UA/NSTEMI 或 STEMI：< 14 天（缺血或 Rx 策略）or STEMI：直接 PCI	严重的合并症；出血风险增加；发生出血性卒中或其他卒中；近 3 个月；近 5 天内使用噻吩并吡啶类药物	普拉格雷 vs. 氯吡格雷	心脏死亡、心肌梗死或卒中	非 CABG 相关的 TIMI 严重或轻微出血	心血管死亡、非致死性心肌梗死或非致死性卒中	普拉格雷使主要终点事件发生率降低 19%

续表

研究	纳入标准	排除标准	随机化	缺血终点	出血终点	主要终点	结果
PLATO	症状发生24小时内的ACS。不论ST段是否抬高。非ST段抬高的ACS至少符合以下两项：ECG有缺血表现；反映心肌坏死的生物标志物检测阳性；有以下一个危险因素[≥60岁；心肌梗死或CABG史；CAD至少两支血管狭窄≥50%；既往缺血性卒中、TIA、颈动脉狭窄≥50%或脑血管重建；外周动脉疾病；或慢性肾功能不全，定义为肌酐清除率<60ml/(min·1.73 m²)体表面积]。ST段抬高型ACS需符合以下两项标准：至少两个连续导联ST段持续抬高0.1mV以上或新出现的左束支传导阻滞，并计划行直接PCI	有氯吡格雷禁忌；随机前24小时内接受溶栓治疗；需要口服抗凝治疗；心动过缓或出血风险增加，以及正在使用强效细胞色素P450 3A抑制剂或诱导剂	替格瑞洛 vs. 氯吡格雷	血管性死亡、心肌梗死或卒中	非CABG相关的TIMI严重出血	血管性死亡、心肌梗死或卒中	替格瑞洛降低主要终点事件发生率16%
REAL/ZEST LATE	置入药物洗脱支架≥12个月，无严重不良心血管事件（心肌梗死、卒中或支架置入后再次血运重建）或支架置入后发生严重出血事件，并在入组时接受DAPT	抗血小板药物禁忌证（如出血体质或严重出血史）或伴随需要使用氯吡格雷的血管疾病（如近期ACS）；预期寿命<1年	支架置入12个月后中止DAPT vs. 持续DAPT（氯吡格雷+阿司匹林）	心脏死亡、心肌梗死或卒中	TIMI严重出血	心血管死亡或心肌梗死	无显著差异
PRODIGY	年龄≥18岁；至少1处冠状动脉狭窄>50%；适宜行PCI；RVD≥2.25mm；患有慢性稳定性CAD或ACS（NSTEMI或STEMI）	PCI后24月计划择期外科手术（除非DAPT可以在围术期持续使用）；出血体质；大手术<15天；活动性出血或近6个月内的卒中；正在使用或预期使用抗凝药物	6个月 vs. 12个月 DAPT（氯吡格雷+阿司匹林）	心脏死亡、心肌梗死或卒中	TIMI严重或轻微出血	全因死亡、心肌梗死或脑血管事件	无显著差异

续表

研究	纳入标准	排除标准	随机化	缺血终点	出血终点	主要终点	结果
EXCELLENT	冠状动脉原位病变≥1处；自体冠状动脉血管RVD≥2.25～4.15mm；狭窄>50%；稳定型心绞痛、不稳定型心绞痛、近期心肌梗死、沉默性心肌缺血、功能检测试验阳性或ECG可逆性心肌缺血改变	心肌梗死发病>72小时；就诊时LVEF<25%或发生心源性休克；入组前靶血管接受过支架置入；入组前3个月内发生过大手术、严重出血事件；入组前2个月内行择期手术；计划12个月内行择期手术；慢性完全闭塞病变；左主干狭窄>50%；真分叉病变计划置入2个支架	6个月 vs. 12个月 DAPT（氯吡格雷+阿司匹林）	心脏死亡、心肌梗死或卒中	TIMI严重或轻微出血	心脏死亡、心肌梗死或缺血驱动的靶血管血运重建	6个月的DAPT不劣于12个月DAPT
RESET	20～85岁；冠状动脉狭窄≥50%；RVD≥2.25～4.0mm；有择期PCI指征、稳定或不稳定型心绞痛，或急性心肌梗死	脑血管或外周血管动脉粥样硬化性疾病、血栓栓塞性疾病或支架血栓病史；LVEF<40%；再狭窄病变；慢性完全闭塞病变；左主干病变需要介入治疗；心源性休克	3个月 vs. 12个月 DAPT（氯吡格雷+阿司匹林）	心脏死亡、心肌梗死或卒中	TIMI严重或轻微出血	心血管死亡、心肌梗死、支架血栓、靶血管血运重建或出血	3个月的DAPT不劣于12个月DAPT
TRILOGY ACS	随机化10天内发生UA/NSTEMI的患者；由于合理原因不计划行PCI或CABG而接受药物治疗的患者；发生UA/NSTEMI时符合4条高危特征中至少1条的患者	在UA/NSTEMI发病的72小时内未给予氯吡格雷治疗，而在发病的72小时后仍定行药物治疗；冠状动脉造影结果提示不明显的CAD（无任何一根自身冠状动脉狭窄≥30%）；PCI或CABG史或计划行PCI或CABG；30天内行PCI或CABG；发生STEMI；入组前24小时内发生心源性休克、室性心动过速、NYHA IV级充血性心力衰竭；缺血性卒中史、TIA、颅内肿瘤、脑动静脉血管畸形或动脉瘤、自发性消化道出血或近消化道出血已经接受过消化道出血需要住院治疗；除非目前已接受透析或腹膜透析治疗并且需要进行血液透析或腹膜透析的可能性较低	普拉格雷 vs. 氯吡格雷	心脏死亡、心肌梗死或卒中	TIMI严重或轻微出血	心血管死亡、心肌梗死或卒中	无显著差异

46

第四章 双联抗血小板治疗和经皮冠状动脉介入治疗

续表

研究	纳入标准	排除标准	随机化	缺血终点	出血终点	主要终点	结果
OPTIMIZE	稳定型心绞痛或无症状心肌缺血或低风险ACS[定义为UA或近期（非急性）心肌梗死（<30天）]	生物标志物升高且高危ACS一处自体血管（>2.5mm直径）狭窄≥50%并有PCI支架置入指征；STEMI需要直接或补救PCI；入选6个月内在非靶病变血管置入金属裸支架；此前置入过DES；未来12个月内择期手术；阿司匹林或氯吡格雷禁忌、不耐受或两者都有；大隐静脉桥血管病变；DES支架内再狭窄	3个月 vs. 12个月DAPT（氯吡格雷+阿司匹林）	心脏死亡、心肌梗死或卒中	TIMI严重或轻微出血	全因死亡、心肌梗死、卒中或严重出血事件	3个月的DAPT治疗不劣于12个月的DAPT
DAPT	年龄>18岁，行PCI置入支架	在直径<2.25mm或>4.0mm的血管置入支架；妊娠；计划在入组后30个月内行择期手术；预期寿命<3年；已入组其他抗血小板器械或药物研究，并且不允许同时入组DAPT研究应用的BMS或DES；华法林或其他类似的抗凝药物治疗；对其中一种药物或DES组分高度敏感或过敏；同时置入DES和BMS	支架置入12个月后DAPT中止 vs. 持续DAPT至30个月（氯吡格雷+阿司匹林）	死亡、心肌梗死或卒中	GUSTO中重度出血	1. 全因死亡、心肌梗死或卒中 2. 支架血栓	30个月DAPT使两个共同主要终点分别降低29%和71%。
DES LATE	DES置入后12个月内；PCI后无缺血事件（心肌梗死、卒中、再次PCI）或严重出血事件；正在进行DAPT治疗	因出血体质或严重出血史使用DAPT；由于合并血管疾病或近期使用ACS、需长期使用DAPT	支架置入12个月后DAPT中止 vs. 继续DAPT（氯吡格雷+阿司匹林）	心脏死亡、心肌梗死或卒中	TIMI严重出血	心源性死亡、心肌梗死死或卒中	无显著差异
ARCTIC-Interruption	年龄>18岁，适宜PCI并计划置入DES≥1个；随机时没有使用GP Ⅱb/Ⅲa抑制剂，可以理解研究并遵守研究方案	正使用维生素K拮抗剂类抗凝药物；使用阿司匹林或氯吡格雷、GPⅡb/Ⅲa抑制剂等；进行性或近期出血或血小板减少大手术；严重肝功能障碍；随机前使用GPⅡb/Ⅲa抑制剂；STEMI直接PCI；严重出血史禁用抗血小板治疗；计划12个月内行择期手术；DAPT依从性差	支架置入12个月后DAPT vs. 继续DAPT（氯吡格雷+阿司匹林）	死亡、任何ACS、卒中或TIA	STEPLE严重或轻微出血	全因死亡、心肌梗死、支架血栓、卒中或紧急血运重建	无显著差异

47

续表

研究	纳入标准	排除标准	随机化	缺血终点	出血终点	主要终点	结果
SECURITY	年龄 > 18 岁；CCS 定义的稳定型心绞痛，或 Braunwald 分级定义的不稳定型心绞痛，或由于无症状性缺血在过去 24 小时内于靶血管置入第二代 DES ≥ 1 个；至少 1 处原位冠状动脉狭窄 ≥ 70%；在入组前未置入过 DES 或 3 个月内未置入过金属裸支架	入组前 48 小时内发生 STEMI，入组前 6 个月发生 NSTEMI；LVEF < 30%；对阿司匹林、噻吩并吡啶类、肝素、limus 类似物、铬、镍、钽或对比剂高度敏感；靶病变位于大隐静脉桥血管、支架内再狭窄，无保护的 LM 病变；服用噻吩并吡啶类药物时出现明显靠血小板减少；慢性肾病（肌酐 > 2mg/dl）；妊娠哺乳期；活动性出血或高出血风险；未控制的高血压；预期寿命 < 24 个月；以及任何妨碍随访的医疗情况	6 个月 vs. 12 个月 DAPT（大多数氯吡格雷+阿司匹林）	心脏死亡、心肌梗死或卒中	TIMI 严重或轻微出血	心脏死亡、心肌梗死、卒中、明确或可能的支架血栓或严重出血	无显著差异
PEGASUS	年龄 ≥ 50 岁并至少满足下列一个条件：年龄 ≥ 65 岁；糖尿病并需要药物治疗；既往发生过 ≥ 2 次心肌梗死（> 1 年前）；CAD 多支血管病变；CrCl < 60ml/min，耐受 ASA 且可以按 75～150 mg/d 给药	计划使用 P_2Y_{12} 抑制剂、他啶或抗凝药物；出血性疾病、出血体质；缺血性卒中、颅内出血、中枢神经系统肿瘤或血管畸形病史；近期消化道出血或大型手术；心动过缓；透析或严重肝肾疾病	替格瑞洛 90 mg 每天两次 vs. 替格瑞洛 60 mg 每天两次 vs. 安慰剂	心血管死亡、心肌梗死和卒中	TIMI 严重出血	心血管死亡、心肌梗死死或卒中	替格瑞洛 90 mg 和 60 mg 每天 2 次分别减少主要终点事件 15% 和 16%
ISAR SAFE	置入 DES 6 (-1/+2) 个月内正在服用氯吡格雷的患者；签署知情同意书	有临床症状缺血或需要血运重建的病变；活动性出血；出血体质；颅内出血史；置入 DES 后 6 个月内发生的 STEMI 或 NSTEMI；支架血栓；末次在 LM 置入 DES；口服抗凝药物；在未来 6 个月内计划行择期手术且需要中断抗血小板治疗	6 个月 vs. 12 个月 DAPT（氯吡格雷+阿司匹林）	心血管死亡、心肌梗死和卒中	TIMI 严重或轻微出血	全因死亡、心肌梗死、支架血栓、卒中和严重出血	无显著差异
ITALIC	年龄 ≥ 18 岁，适宜 PCI 并置入 Xience V DES ≥ 1 个的患者，发生急性心肌梗死行直接 PCI 以及 LM 病变患者除外	对阿司匹林无反应；血小板水平 < 100000/μL 或已知出血体质；住院期间同需口服抗凝或阿昔单抗治疗；禁忌使用阿司匹林或氯吡格雷（普拉格雷或替格瑞洛）；过去 6 周内做过大手术；消化道或泌尿系统活动性出血；严重肝衰竭；计划入组后 1 年内行择期手术；严重合并症；预期寿命 < 2 年	6 个月 DAPT vs. 24 个月 DAPT（氯吡格雷+阿司匹林）	心血管死亡、心肌梗死死或卒中	TIMI 严重或轻微出血	全因死亡、心肌梗死、紧急血运重建、卒中、严重出血	无显著差异

续表

研究	纳入标准	排除标准	随机化	缺血终点	出血终点	主要终点	结果
I-LOVE-IT 2	年龄≥18岁；有症状的缺血性心脏病和/或有心肌缺血的客观证据如慢性稳定性CAD或ACS；可接受CABG的患者；至少一处血管狭窄>70%或血管直径2.5～4.0mm更适合置入支架的病变；多个病变或多支血管病变患者处理第一处病变时必须达到视觉上估计的残余狭窄0才能处理下一病变；分次手术必须在本次操作30天内完成	妊娠或未在1年内有妊娠计划；出血质或凝血障碍病史；有抗血小板或抗凝治疗禁忌证；有严重合并症（如癌症、恶性肿瘤、充血性心力衰竭、器官移植）或酒精、咖啡因、海洛因成瘾，可能会导致不能遵守研究方案或影响数据解释预期寿命<1年；LVEF<40%；心源性休克或血流动力学不稳定；对阿司匹林、噻氯吡啶、肝素、limus类似物、钴、铬、镍和或造影剂过敏或高度敏感禁忌；预防用药无效的对比剂过敏；研究者认定的任何会影响患者依从性的医疗状况；正在参与其他药物或器械研究或在随访期间入选了其他药物或器械试验的患者；肝肾功能损害；严重迂曲和/或钙化病变；在冠状动脉远端有≥2个慢性闭塞病变	6个月DAPT vs. 12个月DAPT（氯吡格雷+阿司匹林）	心血管死亡、心肌梗死或卒中	TIMI严重或轻微出血	心脏死亡、靶血管病变引起的心肌梗死或再次血运重建	6个月DAPT不劣于12个月DAPT
OPTIDUAL	DES支架置入12个月后仍口服阿司匹林和氯吡格雷治疗的患者	左主干置入DES；活动性出血；口服香豆素衍生物抗凝治疗；出血体质或颅内出血史；已知对阿司匹林和/或氯吡格雷过敏或不耐受；妊娠（目前，可疑怀孕可能的女性必须妊娠试验阴性）；不能完全遵守试验方案	支架置入12个月后中止DAPT vs. 继续DAPT（氯吡格雷+阿司匹林）	心血管死亡、心肌梗死或卒中	TIMI严重或轻微出血	全因死亡、心肌梗死、卒中、严重出血	无显著差异

注：ABI：踝臂指数；ACS：急性冠状动脉综合征；ALT：丙氨酸转氨酶；AST：天门冬氨酸转氨酶；CABG：冠状动脉旁路移植术；CAD：冠状动脉疾病；CrCl：肌酐清除率；DAPT：双联抗血小板治疗；DES：药物洗脱支架；GP：糖蛋白；LM：左主干；LVEF：左室射血分数；MI：心肌梗死；NSAIDs：非甾体抗炎药；OAC：口服抗凝药；PCI：经皮冠状动脉介入治疗；TIA：短暂性脑缺血发作；RVD：相关血管直径；ULN：正常值上限；STEMI：ST段抬高型心肌梗死；NSTEMI：非ST段抬高型心肌梗死；UA：不稳定型心绞痛；NSTE-ACS：非ST段抬高的急性冠状动脉综合征。

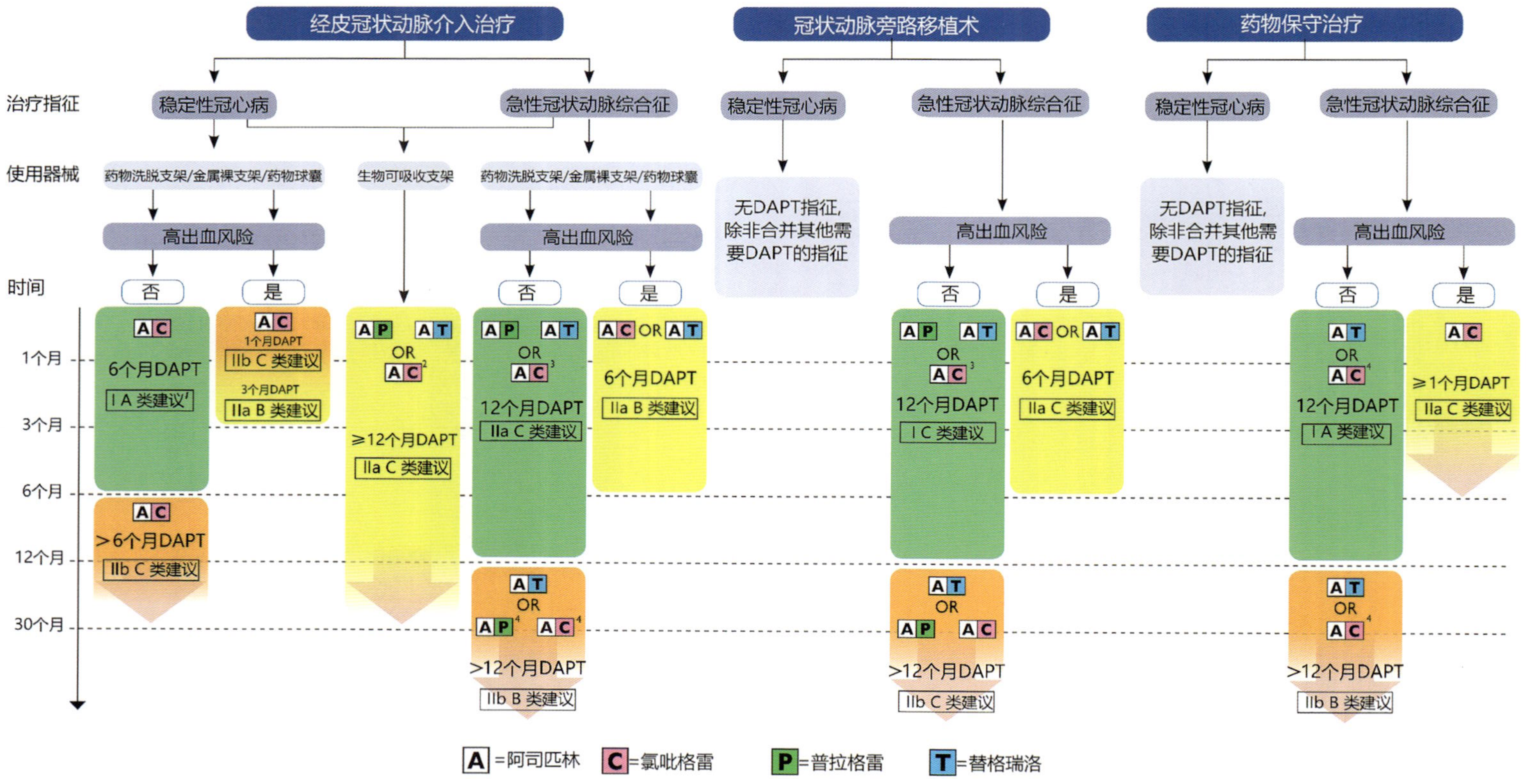

图 4-1 冠心病患者的双联抗血小板治疗策略

第1节　稳定性冠状动脉疾病经皮冠状动脉介入治疗后的双联抗血小板治疗

不建议 DAPT 用于单纯接受药物治疗（无 PCI 史）并且无心肌梗死病史的稳定性冠心病患者。CHARISMA 研究纳入稳定性血管疾病和有动脉粥样硬化血栓形成风险的患者，结果发现，与单用阿司匹林比较，联用氯吡格雷和阿司匹林没有降低心肌梗死、卒中和死亡的风险。

DAPT 是 PCI 支架术后的标准治疗。ISAR 试验和其他几项研究确立了金属裸支架置入术后 1 个月的 DAPT 方案。随后制定的专家共识中建议，不论何种类型冠心病，置入第一代 DES 后应进行至少 12 个月的 DAPT。

目前，缺乏相关研究专门探讨稳定性冠心病患者 PCI 术后 DAPT 的最佳持续时间。因此，关于稳定性冠心病患者 PCI 术后 DAPT 持续时间的建议主要来自相关随机对照试验的亚组分析（表 4-1，图 4-2）。

表 4-1　行 PCI 的稳定性冠心病患者双联抗血小板治疗持续时间和支架类型选择

建议	建议级别	证据水平
对于置入冠状动脉支架的稳定性冠心病患者，不论支架类型，建议氯吡格雷＋阿司匹林的 DAPT 6 个月	I	A
不管计划进行多久的 DAPT，建议首选药物洗脱支架	I	A
对于出血高危（如 PRECISE-DAPT ≥ 25 分）的稳定性冠心病患者，应当考虑进行 3 个月的 DAPT	IIa	B
对于行药物涂层球囊扩张的稳定性冠心病患者，应当考虑进行 6 个月的 DAPT	IIa	B
对于置入生物可吸收支架的稳定性冠心病患者，应当考虑进行至少 12 个月的 DAPT	IIa	C
对于能够耐受 DAPT 并且没有发生过出血并发症的稳定性冠心病患者，如果评估为出血低危并且缺血高危，可以考虑继续进行包含氯吡格雷的 DAPT 6 个月以上，但不超过 30 个月	IIb	A
对于稳定性冠心病患者，如果对 3 个月的 DAPT 仍有安全性顾虑，可以考虑进行 1 个月 DAPT	IIb	C

注：PCI：经皮冠状动脉介入治疗；DAPT：双联抗血小板治疗。

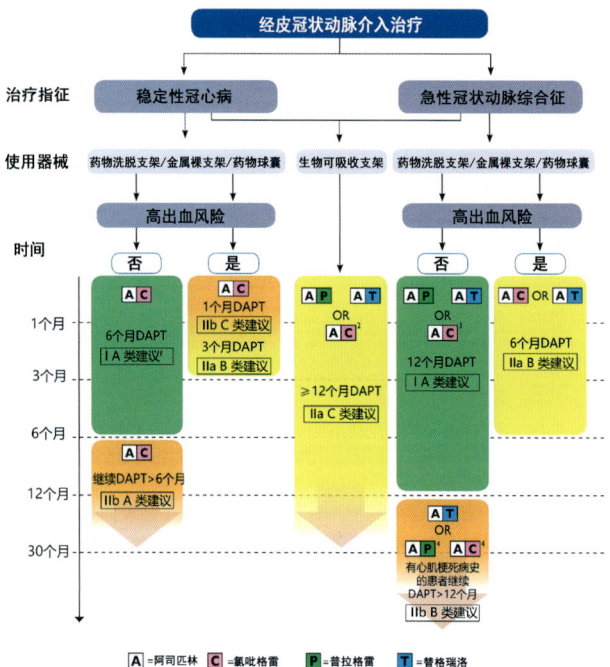

图 4-2　接受经皮冠状动脉介入治疗患者的双联抗血小板治疗策略

注：高出血风险是指 DAPT 期间自发性出血的风险增加，例如 PRECISE-DAPT 评分≥ 25。以不同颜色表示 ESC 的建议级别（绿色＝Ⅰ类；黄色＝Ⅱa 类；橙色＝Ⅱb 类）。位于同一条线上的治疗用药按字母顺序排列，除非明确指出，否则无优先推荐。

[1] 药物涂层球囊扩张术后，应考虑 6 个月的 DAPT（ⅡaB 类）；[2] 如果患者表现为稳定性冠心病或者急性冠状动脉综合征，不适合使用普拉格雷或替格瑞洛；[3] 如果患者不适合使用普拉格雷或替格瑞洛；[4] 如果患者不适合使用替格瑞洛。

尽管缺乏评价稳定性冠心病患者 PCI 术后使用替格瑞洛或者普拉格雷替代氯吡格雷的疗效与安全性的随机对照试验证据，但如果氯吡格雷疗效欠佳或者存在缺血高危因素时可以考虑使用替格瑞洛或者普拉格雷。

（1）DAPT 3 或 6 个月对比 DAPT ≥ 12 个月　EXCELLENT 试验比较了 DES 术后 DAPT 6 个月与 DAPT 12 个月的疗效与安全性。该研究中的 1443 例患者被随机分配到上述两组，12 个月随访结果显示，DAPT 6 个月组的靶血管失败（心脏死亡、心肌梗死和靶血管重建）率为 4.8%，而 DAPT 12 个月组为 4.3%（P=0.001，非劣效）。DAPT 6 个月组的出血风险有降低趋势（HR=0.50，95%CI：0.09～2.73），但差异没有达到统计学显著性。不同的临床表现（699 例稳定性冠心病 vs. 744 例急性冠状动脉综合征）对主要研究终点没有影响。PRODIGY 试验为 4×2 析因设计，首先将 2013 例患者随机分配到 DAPT 6 个月或 DAPT 24 个月两组，规定的 DAPT 药物组合为阿司匹林 + 氯吡格雷。在接受 PCI 时进行二次随机，置入 4 种支架（包括金属裸支架和 3 种不同的 DES）之一。2 年随访结果显示，两种 DAPT 方案组全因死亡、心肌梗死、卒中及脑血管事件发生率相似（DAPT 6 个月组 10.0% vs. DAPT 24 个月组 10.1%，P=0.91）。DAPT 6 个月组的严重出血风险较 DAPT 24 个月组显著降低，无论按照 BARC 标准（1.9% vs. 3.4%；HR=0.56，95%CI：0.32～0.98；P=0.037）还是 TIMI 标准（0.6% vs. 1.6%；HR=0.38，95%CI：0.15～0.97；P=0.041）。当剔除 12 个月以后发生的事件，并且保持原有的随机设计，短期 DAPT 组的 TIMI 严重出血率为 0.5%，而长期 DAPT 组为 0.9%（HR=0.56，95%CI：0.19～1.66）。PRODIGY 研究包括 1465 例（74.3%）急性冠状动脉综合征患者和 505 例（25.7%）稳定性冠心病患者，两种临床表现患者的主要疗效终点结果一致。但是，临床表现与出血终点间存在边缘相关性（BARC 2，BARC 3 或 BARC 5，P=0.056；BARC 3 或 BARC 5，P=0.091），稳定性冠心病患者 DAPT 24 个月的出血风险要高于 DAPT 6 个月，但是在急性冠状动脉综合征患者中没有差异。NACE（包括死亡、心肌梗死、脑血管事件以及 BARC 2、BARC 3 或 BARC 5 出血）分析表明，延长的 DAPT 使稳定性冠心病患者的 NACE 发生率增加（24 个月 vs. 6 个月：13.3% vs. 5.6%；HR=2.5，95%CI：1.35～4.69，P=0.004，），并且在急性冠状动脉综合征患者中也没有获益（16.1% vs. 14.1%；HR=1.15，95%CI：0.88～1.50；P=0.29）。与 DAPT 6 个月比较，接受 24 个月 DAPT 使 CRUSADE 出血高危患者的严重出血风险增加 3 倍，输血增加 5 倍，并且没有明确获益。

除了上述两项研究，2014 年还公布了 3 项比较 DAPT 6 个月与 DAPT 12 或 24 个月的随机对照试验，包括 ITALIC、SECURITY 和 ISAR-SAFE 研究，DAPT 药物组合均为阿司匹林 + 氯吡格雷。其中 ISAR-SAFE 试验规模最大，共纳入 4005 例患者，并且是唯一一项双盲试验。该研究结果表明，DAPT 12 个月与 DAPT 6 个月比较没有改善缺血终点，同样也没有得到临床净获益（包括死亡、心肌梗死、支架血栓、卒中以及 TIMI 严重出血）。亚组分析显示，2394 例稳定性冠心病患者和 1601 例急性冠状动脉综合征患者的主要研究终点没有异质性。

ITALIC 和 SECURITY 试验也得到了与 ISAR-SAFE 试验相一致的结果。RESET 试验和 OPTIMIZE 试验探讨了 3 个月 DAPT（阿司匹林 + 氯吡格雷）的疗效和安全性。RESET 试验将 2117 例患者随机分配为 2 组，分别接受 3 个月或者 12 个月的 DAPT，主要疗效终点为全因死亡、心肌梗死和支架血栓，结果表明 DAPT 3 个月的疗效不劣于 12 个月（0.8% vs. 1.3%；P=0.48）。OPTIMIZE 试验得出了类似结果，该研究共纳入 3119 例患者，结果显示，短期 DAPT 组和长期 DAPT 组的 1 年 MACE 发生率分别为 8.3% 和 7.4%（HR=1.12，95%CI：0.87～1.45）。需要指出，上述两项研究中的 3 个月 DAPT 组均强制使用 Endeavor 佐他莫司洗脱支架，而该支架在临床上已不再使用。因此，这两项研究的结果能否拓展到其他类型的 DES 尚不清楚。

Plamerini 等进行了一项荟萃分析比较 DES 术后 DAPT ≤ 6 个月与 DAPT 12 个月的结局，结果显示，12 个月的 DAPT 与短期 DAPT 比较不但没有减少死亡、支架血栓和心肌梗死，并且显著增加了严重出血的风险。其他几项荟萃分析也得出了类似的结果。

（2）DAPT 12 个月对比 DAPT > 12 个月　遵循 DES 术后 DAPT 12 个月的标准治疗方案，DAPT 试验的目的是探讨进一步延长 DAPT 时间能否获益。该研究纳入 DES 术后 12 个月仍在坚持 DAPT 并且没有发生过缺血和出血事件的患者，随机分配到阿司匹林 + 噻吩并吡啶组或阿司匹林 + 安慰剂组，继续治疗 18 个月。结果显示，与 DAPT 12 个月比较，DAPT 30 个月显著降低了支架血栓（0.4% vs. 1.4%；P < 0.001）和严重不良心脑血管事件（4.3% vs. 5.9%；P < 0.001）发生率。其中心肌梗死发生率降低幅度最显著（2.1% vs. 4.1%；P < 0.001），可能主要归功于自发性心肌梗死的减少（第三章第 2 节）。但是，延长 DAPT 带来的缺血获益是以出血风险增加为代价的（GUSTO 中重度出血 2.5% vs. 1.6%，P < 0.001），并且总体的死亡率呈现增加的趋势（统计学 P 值临界）（第三章第 3 节）。

有 3 项独立的荟萃分析包括来自 LATE 试验的 5045 例患者和 ARCTIC-Interruption 试验的 1259 例患者，得出了与 DAPT 试验一致的结果，即延长的 DAPT 可能会增加死亡风险。另外一项新近发表的荟萃分析包括 11 项随机对照试验总计

33 051例患者，其中绝大多数患者置入新一代DES，结果也提示延长的DAPT可能轻微增加死亡率。

综上所述，稳定性冠心病患者在DES术后进行足够长时间的DAPT，可以带来二级预防和减少支架血栓方面的获益。然而，以上获益可能被增加的出血和死亡风险所抵消。因此，延长DAPT超过6个月并不适合所有的患者，而是应当根据患者的风险进行个体化治疗（第三章第5节）。

（3）DES类型对DAPT持续时间的影响　支架类型会影响延长DAPT的获益，但是第一代和新一代DES支架之间存在差异。在PRODIGY研究中，只有置入紫杉醇洗脱支架的患者可以从延长的DAPT中获益，主要表现在支架血栓风险降低。同样，在DAPT研究中，也是置入紫杉醇洗脱支架的患者从延长的DAPT中获益最大，而置入依维莫司洗脱支架的患者获益最小。另外，延长的DAPT所带来的MACCE获益也与支架类型明显相关。如果置入依维莫司洗脱支架，预防支架血栓需要治疗的人数为157例/年，发生中重度出血需要治疗的人数为56例/年。Giustino等的荟萃分析显示，新一代DES与第一代DES比较，延长的DAPT降低支架血栓风险的幅度显著下降，并且在新一代DES的亚组分析中统计学差异消失。但是两种类型支架在出血终点方面没有明显差异。另外两项荟萃分析也得出了类似的结果。

（4）生物可吸收支架和药物洗脱球囊　目前还没有研究专门探讨置入生物可吸收支架以后的最佳DAPT持续时间。在一项评价聚乳酸生物可吸收支架的规模最大的随机对照试验中，建议至少12个月的DAPT。然而，荟萃分析显示，生物可吸收支架的支架血栓发生率较传统的DES增加3倍，尤其在支架置入的最初30天内。该研究结果提示，对于置入生物可吸收支架的患者，应考虑选择更加强效的P_2Y_{12}受体抑制剂。另外，出于对生物可吸收支架置入1年后晚期支架血栓的顾虑，提倡延长DAPT的持续时间，尤其是出血低危患者。目前缺乏关于镁基生物可吸收支架的大规模临床试验。

目前缺乏专门的临床试验探讨使用药物洗脱球囊患者的DAPT最佳持续时间。对于采用药物洗脱球囊处理支架内再狭窄病变的患者，目前最大的随机试验建议3～12个月的DAPT。另外，有些小规模的临床试验和规模稍大的注册研究还包括一些接受药物洗脱球囊成形的稳定性冠心病患者，建议至少 1 个月的 DAPT。

（5）传统的普通球囊成形　目前，单纯普通球囊成形仅限于少数不适合置入支架的情况，如血管细小或者严重迂曲，等待心脏搭桥手术等。关于此类患者的 DAPT 甚或持续时间缺乏循证学证据。接受单纯普通球囊成形后，是否需要 DAPT 及其持续时间应取决于患者的缺血和出血风险及未置入支架的原因（如计划进行外科手术）。

第 2 节　急性冠状动脉综合征经皮冠状动脉介入治疗后的双联抗血小板治疗

1. 急性冠状动脉综合征患者 PCI 术后使用包含新型 P_2Y_{12} 抑制剂的 DAPT 12 个月

以往的 NSTE-ACS 指南中对于评价阿司匹林和氯吡格雷联用的临床试验证据已进行过广泛复习和讨论。并且在本指南的第三章第 6 节也讨论过急性冠状动脉综合征患者使用替格瑞洛和普拉格雷优于氯吡格雷的证据。

尽管普拉格雷和替格瑞洛均显著增加了非 CABG 相关的 TIMI 出血风险，但两药的风险 – 获益比良好：普拉格雷和替格瑞洛达到获益需要治疗的人数分别为 46 例和 53 例，而造成危害需要治疗的人数均为 167 例。这些证据支持在接受 PCI 的急性冠状动脉综合征患者中优先选择包含普拉格雷或替格瑞洛的 DAPT 12 个月，除非有禁忌证（表 4-2）。

2. 强化抗血小板治疗用于二级预防的大量证据

急性冠状动脉综合征患者即便成功进行了血管重建，其 1 年后的心血管风险仍然很高。已有研究表明，对此类患者在阿司匹林基础上进行强化抗血小板治疗可有效预防再发心肌缺血事件，但是此种治疗策略的获益 – 风险较之 DAPT ≤ 1 年的策略并无优势。多个研究的亚组分析提供了相关证据，包括在既往心肌梗死患者中比

表 4-2 行 PCI 的急性冠状动脉综合征患者的双联抗血小板治疗持续时间

建议	建议级别	证据水平
对于置入冠状动脉支架的 ACS 患者，除非有禁忌证如出血高危（PRECISE-DAPT ≥ 25 分），建议一种 P_2Y_{12} 抑制剂 + 阿司匹林的 12 个月 DAPT	I	A
对于置入冠状动脉支架的 ACS 患者，如果评估出血高危（例如 PRECISE-DAPT ≥ 25 分），应当考虑在 6 个月后停用 P_2Y_{12} 抑制剂	IIa	B
对于置入生物可吸收支架的 ACS 患者，应当考虑进行至少 12 个月的 DAPT	IIa	C
对于能够耐受 DAPT 并且没有发生过出血并发症的 ACS 患者，可以考虑将 DAPT 时间延长到 12 个月以上	IIb	A
对于有心肌梗死病史的缺血高危患者，如果能够耐受 DAPT 并且没有发生过出血并发症，与氯吡格雷或普拉格雷相比，可以考虑优先选择替格瑞洛 60mg 每天 2 次与阿司匹林联用进行 12 个月以上的 DAPT	IIb	B

注：ACS：急性冠状动脉综合征；DAPT：双联抗血小板治疗。缺血高危定义：年龄 ≥ 50 岁并且符合下列至少一项高危特征：年龄 ≥ 65 岁；需要药物治疗的糖尿病；既往发生过 2 次自发性心肌梗死；多支血管病变；慢性肾功能不全（估算肌酐清除率 < 60ml/min）。

较氯吡格雷与安慰剂的 CHARISMA 试验（3846 例）和 DAPT 试验（3576 例），在接受 PCI 患者中比较普拉格雷与氯吡格雷的 TRILOGY 试验及在既往心肌梗死患者中比较维拉帕沙与安慰剂的 TRA 2"P-TIMI 50 试验。如果孤立地看，这些基于亚组分析的试验结果很难解释。另外，CHARISMA 和 TRILOGY 试验的主要终点为中性结果，并且 TRA 2"P-TIMI 50 试验的主要研究结果显示了不利的获益-风险比。因此，有必要进行一项专门的试验来探讨延长的 DAPT 对急性冠状动脉综合征后二级预防结局的影响。PEGASUS 试验刚好填补了这项空白。

3. 心肌梗死后使用包含替格瑞洛的 DAPT 进行二级预防

PEGASUS 研究纳入 21 162 例过去 1～3 年期间发生过自发性心肌梗死的患者，年龄 ≥ 50 岁并且有以下至少一项高危特征：年龄 ≥ 65 岁、糖尿病、第二次自发性心肌梗死、冠心病多支血管病变，以及肾功能不全。入组患者随机分配到以下三组：替格瑞洛 90mg bid，替格瑞洛 60mg bid 或者安慰剂组。所有患者均接受低剂量的阿司匹林。该研究中 53% 的患者发生过 STEMI，83% 既往接受过 PCI。主要疗效终点为 3 年心血管死亡、心肌梗死和卒中的联合终点。结果显示，90mg 组、60mg 组和安慰剂组的主要疗效终点发生率分别为 7.85%、7.77%、9.04%（90mg 组 vs. 安慰剂组，$P=0.008$，60mg 组 vs. 安慰剂组，$P=0.004$）。总体上，替格瑞洛与安慰剂比较一致降低了主要终点的各个组分。两种剂量的替格瑞洛均显著降低了心肌梗死的风险，而只有低剂量替格瑞洛降低卒中风险的差异达到了统计学显著性。另外，心血管死亡也有下降的趋势。但是，由于两个替格瑞洛组都增加了非心血管死亡（尽管差异没达到统计学显著性），因此，替格瑞洛总体与安慰剂比较的全因死亡没有差异。与安慰剂比较，替格瑞洛组的主要安全性终点——TIMI 严重出血的发生率显著增加（90mg 组为 2.6%，60mg 组为 2.3%，安慰剂组为 1.06%，P 均 < 0.001）。替格瑞洛 90mg 和 60mg 要达到主要终点获益需要治疗的人数分别为 250 例和 238 例，而造成危害需要治疗的人数分别为 244 例和 322 例。

90mg 替格瑞洛针对主要疗效终点的绝对获益与针对主要安全性终点的绝对危害基本相当，而 60mg 替格瑞洛的绝对获益与绝对危害比较有边缘性的增加。然而，不同的终点指标对患者总体健康的影响不同，因此难以相互比较。以往研究显示，由心肌梗死和出血导致的死亡风险相当。然而，TRACER 试验的事后分析表明，BARC 2 和 BARC 3a 级出血导致的死亡风险低于心肌梗死，BARC 3b 级出血导致的死亡风险与心肌梗死相当，而 BARC 3c 级出血导致的死亡风险则高于心肌梗死。另外，与以往研究不符，心肌梗死和出血对死亡风险的影响都呈时间依赖性。以上研究一致表明，疗效和安全性终点都会影响死亡风险，因此都值得关注。因此，在心肌梗死后应基于缺血和出血风险评估进行个体化的二级预防，而不建议所有患者长期服用替格瑞洛。

持续噻吩并吡啶治疗并且没有长期中断（≤ 30 天）的患者与长期中断治疗的患者比较，从延长的替格瑞洛治疗中获益更大。该治疗获益与噻吩并吡啶的实际中断时间密切相关：如果中断时间 ≤ 30 天，则替格瑞洛（两种剂量）与安慰剂比较的 HR（95%CI）为 0.73（0.61～0.87）；如果中断时间 > 30 天且 < 1 年，则替格瑞洛与安慰剂比较的 HR（95%CI）为 0.86（0.71～1.04）；如果中断时间 > 1 年，则相

应的 HRs（$95\%CI$）为 1.01（0.80～1.27）（交互作用的 $P<0.001$）。中断治疗时间与替格瑞洛对出血风险的影响没有交互作用。以上结果表明，长期维持噻吩并吡啶治疗的患者可以从包含替格瑞洛的 DAPT 中获益更大。然而，在没有中断治疗的亚组患者中，延长替格瑞洛所导致的 TIMI 严重出血风险的绝对增加与联合缺血终点的绝对降低幅度近似（即安全性和疗效终点发生率均为 1.9%）。

下肢动脉疾病患者通常具有较高的缺血风险，因此，也可以从延长的替格瑞洛治疗中获益。90mg 替格瑞洛和 60mg 替格瑞洛与安慰剂比较，分别使下肢动脉疾病患者的主要疗效终点发生率下降 3.0% 和 5.2%，而 TIMI 严重出血的发生率仅分别增加 0.22% 和 0.02%。此外，替格瑞洛还显著降低了下肢动脉疾病相关不良事件（急性肢体缺血和外周动脉血管重建）的发生率。

4. 包含噻吩并吡啶（氯吡格雷或普拉格雷）的 DAPT 用于心肌梗死后的二级预防

DAPT 试验包括 3567 例初始诊断心肌梗死的患者，是一项非预先设定的分析试图探讨延长与标准的 DAPT 持续时间所带来的获益与风险是否与心肌梗死相关的试验。在所有心肌梗死患者中，1/3 的活性对照药物为普拉格雷，2/3 为氯吡格雷。

结果显示，心肌梗死患者采用延长的 DAPT 方案较单用阿司匹林显著降低了支架血栓发生率（0.5% $vs.$ 1.9%；$P<0.001$），同时显著降低了 MACCE（3.9% $vs.$ 6.8%；$P<0.001$），其中再发心肌梗死率的下降幅度最大（2.2% $vs.$ 5.2%；$P<0.001$）。另外，延长的 DAPT 方案显著增加了 GUSTO 中重度出血的风险（1.9% $vs.$ 0.8%，$P=0.005$）。然而，全因死亡率在延长 DAPT 组与安慰剂组之间比较无显著差异（1.4% $vs.$ 1.6%；$P=0.61$）。

近期公布的一项荟萃分析纳入 PEGASUS、CHARISMA、PRODIGY、DESLATE、ARCTIC 及 DAPT 试验，在有心肌梗死病史的患者中探讨延长 DAPT 治疗的效果。结果表明，延长的 DAPT 较单用阿司匹林降低了 MACCE 风险（6.4% $vs.$ 7.5%；$P=0.001$），并且主要终点包括的所有个别终点的风险也都一致下降（心血管死亡 $RR=0.85$，$95\%CI$：0.74～0.98；心肌梗死 $RR=0.70$，$95\%CI$：0.55～0.88；卒中

$RR=0.81$，$95\%CI$：$0.68\sim0.97$）。以上获益的代价是严重出血的风险显著增加（1.85% vs. 1.09%；$P=0.004$）。需要注意，尽管延长的 DAPT 能显著减少心血管死亡，但是绝对风险的降低幅度很小（0.3%）。另外，延长的 DAPT 与单用阿司匹林比较没有降低全因死亡率（4.0% vs. 4.2%）。各研究间所有评价终点的结果均无明显差异，提示 3 种 P_2Y_{12} 受体（氯吡格雷、替格瑞洛和普拉格雷）可能具有一致的类效应。然而，应当慎重看待这些结果，因为仅 PEGASUS 一项研究即对整个荟萃分析中合并终点估计的贡献≥ 60%，并且 PEGASUS 是唯一一项被完整纳入的研究，而其余 4 项研究仅纳入了心肌梗死亚组的事后分析。当汇总分析比较 DAPT＞ 12 月与 DAPT 12 个月的 4 项研究时，发现替格瑞洛与噻吩并吡啶类比较减少了心血管死亡而不影响非心血管死亡，最终降低了全因死亡率。另外，PEGASUS 是唯一将随机前已停止 DAPT 数月或数年的患者纳入进来的试验，可能因此导致该研究的疗效终点估计值低于其他研究（通常是在永久停药和无中断持续用药的两组患者中探讨噻吩并吡啶的用药持续时间）。因此，对于出血低危并且病情稳定的心肌梗死后患者，可以使用 60mg bid 的替格瑞洛进行＞ 12 个月的延长 DAPT，当替格瑞洛不耐受或不可用时可考虑选用氯吡格雷（或普拉格雷，其相关证据最少）。

5. 出血高危患者采用缩短的 DAPT 方案

目前没有随机对照试验专门探讨出血高危患者的 DAPT 最佳持续时间，并且多数已完成的 DAPT 试验都将出血高危患者排除在外。ZEUS 试验和 LEADERS-FREE 试验将出血高危患者随机分配到金属裸支架组或 DES 组，按照研究方案都接受 1 个月的 DAPT。两项研究结果均显示，即便进行短期的 DAPT，DES 仍优于金属裸支架（第二章第 4 节）。对于此类出血高危患者，延长 DAPT＞ 1 个月的缺血获益 – 出血风险比还有待于进一步研究。

RESET 试验和 OPTIMIZE 试验比较了 DES 术后 3 个月 DAPT 与 12 个月 DAPT，均排除了出血高危患者，并且纳入的急性心肌梗死患者比例很小（RESET 试验中 14.3%，OPTIMIZE 试验中 5.4%）（第四章第 1 节）。

如何为急性冠状动脉综合征后合并出血高危的患者制定合适的 DAPT 持续时间

一直是临床面临的难题。有一项荟萃分析对 DAPT＜1 年的风险进行了评价。该荟萃分析共纳入 6 项比较 3 或 6 个月 DAPT 与 12 个月 DAPT 的研究，总计 11 473 例患者。对其中 4758 例急性冠状动脉综合征患者进行分析显示，缩短 DAPT 至≤ 6 个月与标准的 12 个月 DAPT 比较，发生心肌梗死和明确 / 可能的支架血栓的风险增加（2.4% vs. 1.7%），但差异没有达到统计学显著性（$HR=1.48$，$95\%CI$：0.98～2.22；$P=0.059$）。分析主要原因是该荟萃分析纳入的急性冠状动脉综合征患者数量偏少（仅为 TRITON 试验的 1/3，PLATO 试验的 1/4），因此统计学力度不够。尽管如此，该荟萃分析的结果可以充分表明，急性冠状动脉综合征患者支架置入术后的 DAPT 时间缩短至 6 个月时所面临的缺血风险很低，但不能忽略不计。另外，6 个月 DAPT 与 12 个月 DAPT 比较的心脏死亡（$HR=0.75$，$95\%CI$：0.45～1.27）和全因死亡（$HR=0.85$，$95\%CI$：0.58～1.26）均无显著性差异。但是，如果将 DAPT 持续时间缩短到 3 个月，心肌梗死和明确 / 可能的支架血栓风险确实有显著性增加（$HR=2.08$，$95\%CI$：1.10～3.93）。总之，现有证据表明，如果出血风险很高，可以考虑在完成 6 个月 DAPT 后停用 P_2Y_{12} 抑制剂。

第 3 节　缺乏循证医学证据的领域

研究表明，DES 术后延长 DAPT 时间的总体获益 - 风险比仅呈现边缘性升高，因此，很有必要利用风险评估工具来筛选究竟哪些患者需要延长甚至无限期终生 DAPT。DAPT 评分，以及 PEGASUS 试验的亚组分析已经向前迈出了重要的一步，但是还需要在当前的新一代 DES 队列中进行前瞻性验证。

在冠心病不同阶段所需要的最适血小板抑制水平仍然是个悬而未决的难题。支架置入术后即刻发生缺血并发症的风险最高，之后随着时间推移逐渐下降。急性冠状动脉综合征也符合同样的风险规律，但是在发病后几年之内的缺血风险持续高于从未发生过急性恶化事件的患者。因此，理论上，在病情稳定的慢性期与发病急性期比较，可以考虑适当降低对血小板的抑制水平。直到最近才有几项研究专门探讨从PCI围术期以后到1年期间的血小板抑制水平问题。TROPICAL-ACS（NCT01959451）试验目的是探讨在急性心肌梗死PCI围术期以后将普拉格雷降级转换为氯吡格雷；GLOBAL-LEADERS（NCT01813435）试验计划纳入置入DES的所有患者，在PCI术后1个月时将DAPT降级转换为单用替格瑞洛的抗血小板治疗。

目前还缺少评价缩短DAPT至≤3个月的风险与获益的研究证据。仅有两项随机试验在总计5236例患者中探讨了这个问题。两项研究中使用的均是第一代佐他莫司洗脱支架，由于该种支架抑制内膜增生的效果较差，已被新一代支架所替代。因此，对于多数出血高危患者来讲，决定是否采取缩短的（＜6个月）DAPT持续时间需要依据不同类型支架安全性相当的间接证据。

如第四章第1节中阐述，针对药物洗脱球囊成形或生物可吸收支架置入术后DAPT的最佳持续时间也缺少专门的研究。另外，在生物可吸收支架置入后早期使用更加强效的P_2Y_{12}抑制剂普拉格雷或替格瑞洛与氯吡格雷比较能否给患者带来更多获益也缺乏相关证据。

【评注】

本章根据疾病性质（稳定性冠心病 vs. 急性冠状动脉综合征）讨论了DAPT在这两类疾病患者接受PCI后的应用。如前所述，与稳定性冠心病比较，急性冠状动脉综合征患者最显著的病理学特征是高致血栓性和高炎症性，需要对急性冠状动脉综合征患者采用强化和足够时间的DAPT。然而，这种强化和延长的DAPT方案可能导致出血风险增高。因此，平衡缺血与出血风险是选择DAPT方案的基础。

在稳定性冠心病患者，DAPT时间因应用的支架类型和是否置入支架而不同。对于置入新一代DES的患者，目前的趋势是缩短DAPT时间到3～6个月。然而，由于国内仿制的新一代DES应用比例很高，并且目前还缺乏应用国内仿制DES的最佳

DAPT时间，因此，借鉴ESC新版指南建议时需要谨慎。目前认为，在稳定性冠心病患者应用生物可吸收支架后DAPT时间至少要在24个月以上。单纯应用药物洗脱球囊后DAPT时间至少要在一个月以上。单纯行普通球囊成形术患者的DAPT时间主要取决于缺血和出血的风险及没有置入支架的原因。

在急性冠状动脉综合征患者，由于有多发易损斑块的比例高达80%以上，并且破裂斑块的自然愈合时间平均为9个月，因此，往往要求使用DAPT（最好是阿司匹林联合一种新型的P_2Y_{12}受体抑制剂）12个月以上。然而，在2017年TCT会议上公布的3项临床试验（SENIOR试验、DAPT STEMI试验和REDUCE试验）结果对于常规应用DAPT 12个月以上的概念提出了挑战，即在有些急性冠状动脉综合征患者可以缩短DAPT时间。在急性冠状动脉综合征患者实施DAPT的另一个策略是先使用阿司匹林联合一种新型的P_2Y_{12}受体抑制剂一段时间，重点放在抗缺血上。之后改为阿司匹林联合氯吡格雷长期应用，以降低出血的风险。TOPIC研究显示这种策略在不降低缺血终点有效性的同时，大大降低了出血风险。

一些研究表明某些有发生缺血风险（有心肌梗死既往史或合并外周动脉疾病）的高危患者，延长DAPT时间12个月以上，患者获益更多。然而，由于长期应用阿司匹林带来胃肠道黏膜损害的比例太高，我们通常采用逐步降低阿司匹林的剂量，最后仅用一种P_2Y_{12}受体抑制剂（多为氯吡格雷）。

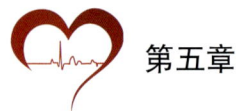 第五章

双联抗血小板治疗与心脏手术

第 1 节 稳定性冠状动脉疾病冠状动脉搭桥术后的双联抗血小板治疗

DAPT 显著降低了急性冠状动脉综合征患者血栓并发症的风险,但同时也增加了自发性出血和手术相关出血并发症的风险。如果以替格瑞洛或普拉格雷替代氯吡格雷,在改善缺血方面获益更大,但出血风险也进一步增加。与急性冠状动脉综合征不同,目前没有证据表明对于接受冠状动脉搭桥的稳定性冠心病患者 DAPT 能够带来生存获益和血栓栓塞并发症的减少。但有少量证据表明稳定性冠心病患者接受 DAPT 可以减少静脉(而非动脉)桥血管闭塞的风险。

第 2 节 急性冠状动脉综合征冠状动脉搭桥术后的双联抗血小板治疗

1. 背景

已有研究证实,与单用阿司匹林比较,DAPT 能够减少急性冠状动脉综合征患者的缺血风险(图 5-1)。由于缺少专门研究,在接受冠状动脉搭桥治疗的患者中应用

DAPT 的证据十分有限。在研究氯吡格雷预防不稳定型心绞痛复发事件的 CURE 试验中，冠状动脉搭桥亚组的结果与总体的研究结果一致。另有两项荟萃分析提供了进一步的证据。TRITON-TIMI 38 的冠状动脉搭桥亚组研究和 PLATO 试验分别以普拉格雷和替格瑞洛与氯吡格雷比较，结果发现两种新型 P_2Y_{12} 抑制剂在预防致命性终点事件方面均比氯吡格雷更有效，但是普拉格雷较氯吡格雷的出血风险更高，而替格瑞洛与氯吡格雷比较并没有显著增加出血风险。

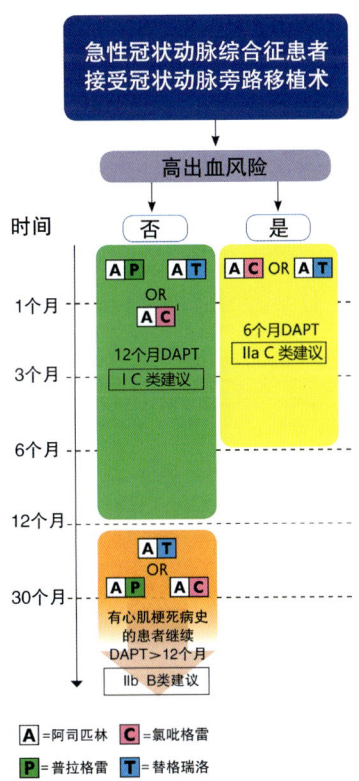

图 5-1 接受冠状动脉旁路移植术的急性冠状动脉综合征患者的双联抗血小板治疗策略

注：高出血风险是指 DAPT 期间自发性出血的风险增加，例如 PRECISE-DAPT 评分 ≥ 25。以不同颜色表示 ESC 的建议级别（绿色 = Ⅰ 类；黄色 = Ⅱa 类；橙色 = Ⅱb 类）。位于同一条线上的治疗用药按字母顺序排列。除非明确指出，否则无优先推荐。

1 如果患者不适合使用普拉格雷或替格瑞洛。

一系列随机对照试验、观察性研究和荟萃分析均显示，继续 DAPT 直到冠状动脉搭桥术前会大幅增加围术期出血、输血和因出血导致再次剖胸探查的风险。因此，建议在择期冠状动脉搭桥术前尽量停用 P_2Y_{12} 抑制剂，或者将手术推迟到 DAPT 完成后进行。在紧急情况下，通常是指急性冠状动脉综合征患者，必须权衡等待 P_2Y_{12} 抑制剂作用消失期间发生血栓事件（支架血栓或心肌梗死）的风险与围术期出血并发症的风险。对于极高危患者，如近期刚刚置入 DES，可以考虑应用坎格瑞洛或糖蛋白Ⅱb/Ⅲa 抑制剂进行桥接治疗。

2. P_2Y_{12} 抑制剂

由于对血小板的抑制作用不同及药效学和药代动力学特征存在差异，不同种类 P_2Y_{12} 抑制剂的安全停药时间有所不同。CURE 试验的冠状动脉搭桥亚组分析显示，冠状动脉搭桥术前停用氯吡格雷至少 5 天没有增加围术期出血并发症的风险。由于普拉格雷与氯吡格雷比较的药物清除时间更长，并且 TRITON-TIMI 38 试验的冠状动脉搭桥亚组分析报道了较高的冠状动脉搭桥相关的出血发生率，所以，建议普拉格雷的停药时间延长到 7 天。对于冠状动脉搭桥术前使用替格瑞洛治疗的患者，最初建议的停药时间为 5 天，该建议是根据药代动力学研究和稳定性冠心病患者的相关临床资料而确定的。然而，近期一系列针对冠状动脉搭桥患者的大量观察性研究对这一建议提出了挑战。瑞典进行了一项关于 P_2Y_{12} 抑制剂停药时机的全国性研究，对术前使用替格瑞洛或氯吡格雷的冠状动脉搭桥患者的围术期出血并发症进行了全面调查。如果根据两药的使用说明书进行停药（手术前＞120 小时），替格瑞洛和氯吡格雷两组患者的出血发生率无明显差异（9% vs. 12%；未调整 *OR*=0.72，95%*CI*：0.51～1.02；*P*=0.065）。在替格瑞洛组，手术前停药 72～120 小时与停药＞120 小时比较，严重出血并发症无显著性差异（*OR*=0.93，95%*CI*：0.53～1.64；*P*=0.80），而手术前停药 0～72 小时与停药 72～120 小时（*OR*=5.17，95%*CI*：2.89～9.27；*P*＜0.0001）和停药＞120 小时（*OR*=4.81，95%*CI*：3.34～6.95；*P*＜0.0001）比较，前者的严重出血率显著升高。与替格瑞洛不同，氯吡格雷组术前停药 72～120 小时与停药＞120 小时比较的严重出血发生率增加（*OR*=1.71，95%*CI*：1.04～2.79；*P*=0.033）。同样，氯吡格雷组术前停药 0～72 小时与停药 72～120 小时（*OR*=1.67，95%*CI*：1.02～2.73；*P*=0.042）和停药＞120 小时（*OR*=2.85，95%*CI*：1.98～4.10；

$P < 0.0001$）比较，前者的严重出血发生率显著增加（图5-2）。PLATO试验为在冠状动脉搭桥术前停用替格瑞洛3天的方案提供了进一步的证据，该试验建议的停药时间为24～72小时。荷兰的一项单中心注册研究连续入选705例行单纯体外循环下冠状动脉搭桥手术的患者，术前停用替格瑞洛＞72小时与术前停用氯吡格雷＞120小时的做法均未增加围术期出血并发症的风险。

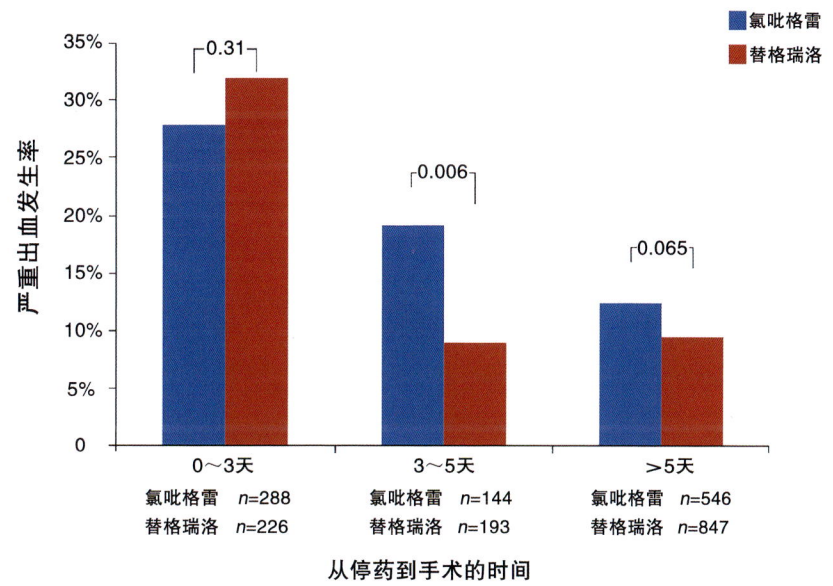

图5-2　冠状动脉旁路移植术相关的严重出血并发症与替格瑞洛／氯吡格雷停药的时间关系

进一步的证据来自在欧洲15个中心进行的一项前瞻性、多中心临床试验，结果显示在冠状动脉搭桥术前停用替格瑞洛2天以上并未增加出血风险。鉴于各种P_2Y_{12}抑制剂的最佳停药时间都不可能在随机对照试验中得到验证。如上所述，目前指南建议所有的急性冠状动脉综合征患者不论选择何种血运重建策略均应给予DAPT，该建议同样适用于接受冠状动脉搭桥和其他心脏外科手术的患者。此外，有两项荟萃分析对冠状动脉搭桥术后DAPT与单药抗血小板治疗的疗效进行了比较。其中一项仅基于随机对照试验（包括3717例急性冠状动脉综合征患者）的荟萃分析显示，阿司匹林＋氯吡格雷组与单用阿司匹林组比较，两组的全因死亡率无明显差异。但是，阿司匹林＋替格瑞洛组和阿司匹林＋普拉格雷组的全因死亡率与阿司匹林＋氯吡格雷组比较有显著性下降（$RR=0.49$，$95\%CI$：$0.33\sim0.71$；$P=0.0002$）。而心肌梗死、卒中、复合终点以及严重出血的发生率均无明显差异（$RR=1.31$，$95\%CI$：$0.81\sim2.10$，$P=0.27$）。基于随机对照试验和观察性研究的荟萃分析仅包括使用阿司匹林＋氯吡格雷的DAPT患者。结果显示，与单用阿司匹林比较，阿司匹林＋氯吡格雷治疗患者的住院或30天死亡率显著较低（$RR=0.38$，$95\%CI$：$0.26\sim0.57$；$P<0.001$），而两组间心绞痛和围术期心肌梗死的风险相当（$RR=0.60$，$95\%CI$：$0.31\sim1.14$；$P=0.12$）。文中未报道有关长期死亡率的比较结果。与单用阿司匹林比较，阿司匹林＋氯吡格雷治疗患者的严重出血发生率有升高的趋势（$RR=1.17$；$95\%CI$：$1.00\sim1.37$；$P=0.05$）。两项荟萃分析中所包括的研究，关于研究药物（氯吡格雷/普拉格雷/替格瑞洛）、研究设计、纳入的患者（急性冠状动脉综合征与稳定性冠心病；体外循环下与非体外循环下手术）、研究质量以及随访时间都存在较大差异。总之，DAPT对于急性冠状动脉综合征及使用第二代P_2Y_{12}抑制剂替格瑞洛和普拉格雷的患者在提高生存率方面似乎更有优势。然而，在冠状动脉搭桥术后重新启用DAPT也可能会轻微增加出血的风险。因此，对于冠状动脉搭桥术后的急性冠状动脉综合征患者，建议在保证安全的前提下尽早重新启用DAPT，但是需要口服抗凝治疗的患者除外。目前对于冠状动脉搭桥术后的三联抗栓治疗尚无科学依据。尽管缺乏较强的证据，但冠状动脉搭桥术后早期恢复DAPT可能对近期刚刚置入支架的患者更为重要。重新恢复DAPT的最佳时机目前尚不清楚，建议无近期支架置入史的患者在冠状动脉搭桥术后24～96小时重新启用DAPT。冠状动脉搭桥术后头几天房颤的风险很高（大约30%）是术后不立即开始DAPT的原因之一，因为一旦出现心房颤动可能需要口服抗凝治疗。

3. 阿司匹林

近期一项荟萃分析纳入13项试验总计2399例冠状动脉搭桥患者，比较在术前给予阿司匹林与不给予抗血小板治疗或者给予安慰剂之间在疗效与安全性方面的差异。结果显示，术前给予阿司匹林治疗能够降低围术期心肌梗死（$OR=0.56$，$95\%CI$：$0.33\sim0.96$）的风险，但不降低死亡风险（$OR=1.16$，$95\%CI$：$0.42\sim3.22$），并且术后出血、输红细胞及再次剖胸探查的风险会随之增加。同时，作者指出了该荟萃分析所纳入研究的方法学质量较低的问题。最近一项针对阿司匹林和氨甲环酸用于冠状动脉搭桥术中的 ATACAS 试验比较了在冠状动脉搭桥手术当天服用阿司匹林（100mg）与安慰剂之间的疗效与安全性的差异。结果显示，阿司匹林对围术期出血没有显著影响。另一方面，阿司匹林并没有减少血栓事件的发生。应当指出，该研究不是直接比较停用抗血小板药与不停药之间的差异，因为只有在手术前从未使用过阿司匹林或在术前停用阿司匹林至少 4 天的患者才有资格入选该试验。因此，ATACAS 研究并不直接适用于接受冠状动脉搭桥的急性冠状动脉综合征患者，并且不能改变当前在围术期需要维持阿司匹林治疗的建议。一项病例对照研究包括 8641 例冠状动脉搭桥患者，单因素（$OR=0.73$，$95\%CI$：$0.54\sim0.97$）和多因素（$OR=0.55$，$95\%CI$：$0.31\sim0.98$）分析结果显示，与无预处理比较，采取阿司匹林预处理的患者住院死亡率降低。另外，术前使用阿司匹林与未使用阿司匹林的患者比较，二者在胸管引流量、输血量及因出血需要再次剖胸探查的风险之间均未见明显差异。

综上所述，心脏外科术前继续服用阿司匹林可显著降低围术期心肌梗死的风险，同时仅轻微增加了出血的风险。研究发现，如果在手术期间发生出血，输注血小板可以有效地中和阿司匹林的作用。该研究结果进一步支持在整个围术期可以不停用阿司匹林，因为如果临床需要，阿司匹林的抗血小板作用可以被直接逆转。应当谨慎权衡不停用阿司匹林和其他抗栓药物所增加的出血风险与术前停药期间可能增加的血栓风险。

4. 血小板功能检测

除了抑制血小板的作用机制不同以外，不同的 P_2Y_{12} 抑制剂之间抗血小板作用的强弱和持续时间也存在较大差异。由于存在个体差异，血小板功能检测可能有助于确定外科手术的最佳时机。另外，血小板功能检测对于确定停药时间不详患者的血小板抑制程度也有很大价值，例如神志不清或痴呆患者，以及治疗依从性不确定的患者。

以往的指南和共识中建议采用床旁血小板功能检测以指导停用抗血小板药物的

时机，其优势在于不受特定时间的限制。研究发现，术前ADP依赖的血小板聚集率可以预测氯吡格雷和替格瑞洛治疗的急性冠状动脉综合征患者发生冠状动脉搭桥术相关出血并发症的风险，并且依据术前的血小板功能检测结果来确定氯吡格雷治疗患者的冠状动脉搭桥手术时机，与简单按照统一武断的时间停药比较，可使等待手术的时间缩短一半。需要指出，不同的血小板功能检测方法及其各自的界值不可以互换。总之，上述结果表明，对于等待冠状动脉搭桥的急性冠状动脉综合征患者，血小板功能检测对指导P_2Y_{12}抑制剂的停药时间并确定手术时机具有一定价值（表5-1）。然而，目前仍缺乏可以评价临床终点的随机试验。

表5-1 行外科手术治疗的稳定或不稳定冠心病患者的双联抗血小板治疗

建议	建议级别	证据水平
建议心脏团队对患者的出血和缺血风险进行个体化评估，以指导CABG的时机和抗栓治疗	I	C
对于行非急诊心脏外科手术的患者，建议在整个围术期继续服用低剂量的阿司匹林	I	C
对于冠状动脉支架置入后正在进行DAPT但随后接受心脏外科手术的患者，建议在外科手术后确保安全的情况下尽早恢复P_2Y_{12}抑制剂，直到完成建议的DAPT持续时间	I	C
对于正在进行DAPT并且接受CABG的ACS（NSTE-ACS或者STEMI）患者，如果不需要长期口服抗凝治疗，建议在外科手术后确保安全的情况下尽早恢复P_2Y_{12}抑制剂，并维持到12个月	I	C
对于正在服用P_2Y_{12}抑制剂并且需要行非急诊外科手术的患者，应当考虑术前停用替格瑞洛至少3天、氯吡格雷至少5天、普拉格雷至少7天	IIa	B
对于有心肌梗死病史的CABG患者，如果有出血高风险（如PRECISE-DAPT ≥ 25分），应当考虑在6个月后停用P_2Y_{12}抑制剂	IIa	C
对于近期正在服用P_2Y_{12}抑制剂的患者，可以考虑进行血小板功能检测来指导外科手术时机	IIb	B
对于有心肌梗死病史并接受CABG的缺血高危患者，如果能够耐受DAPT并且没有发生过出血并发症，可以考虑进行12～36个月的DAPT	IIb	C

注：ACS：急性冠状动脉综合征；DAPT：双联抗血小板治疗；CABG：冠状动脉旁路移植术。

第 3 节　双联抗血小板治疗预防桥血管闭塞

有两项荟萃分析比较了冠状动脉搭桥术后单用阿司匹林治疗与联用阿司匹林＋氯吡格雷治疗患者的桥血管通畅率。荟萃分析所纳入的研究主要包括稳定性冠心病患者。其中一项荟萃分析结果显示，阿司匹林＋氯吡格雷治疗能够显著降低大隐静脉桥血管的闭塞率（$RR=0.59$；95%CI：$0.43 \sim 0.82$；$P=0.02$）。同样，Nocerino 等进行的荟萃分析也显示 DAPT 降低了桥血管闭塞率（$RR=0.63$，95%CI：$0.46 \sim 0.86$）。进一步分析发现，DAPT 可预防静脉桥血管闭塞（$RR=0.58$，95%CI：$0.42 \sim 0.83$），而对动脉桥血管的通畅率无显著影响（$RR=0.85$，95%CI：$0.39 \sim 1.85$）。有少数证据显示，DAPT 可以防止非体外循环下行冠状动脉搭桥患者的桥血管发生闭塞，而对体外循环下的冠状动脉搭桥术无影响。鉴于稳定患者在冠状动脉搭桥术后发生血栓事件的风险较低并且缺少足够的证据，因此，一般不建议 DAPT 用于此类患者以降低静脉桥血管闭塞率。

第 4 节　缺乏循证医学证据的领域

目前关于心脏手术围术期 DAPT 的应用问题还缺少充分的证据。需要进一步明确的主要问题包括：①稳定性冠心病患者冠状动脉搭桥术后是否需要启动 DAPT；②术后重新启用 DAPT 的最适时机尚不清楚；③术后 DAPT 应持续多长时间仍不确定。另外，需要进一步解决的问题包括：不同 P_2Y_{12} 抑制剂停药的最佳时机；等待心脏手术患者如何合理应用血小板功能检测；如何处理由 DAPT 引起的心脏手术围术期的出血并发症；以及如何看待和解决冠状动脉搭桥术后对阿司匹林的反应不良和阿司匹林的抗血小板疗效不理想的问题。

【评注】

本章主要讨论了3个临床非常实用的问题,包括稳定性冠心病患者CABG术后的DAPT、急性冠状动脉综合征患者CABG术后的DAPT和DAPT预防CABG后桥血管闭塞。

目前仅有少量的证据显示在稳定性冠心病患者CABG术后应用DAPT可以降低静脉桥血管闭塞的风险。然而,在临床实践中,有些专家仅使用阿司匹林,有些专家使用DAPT,还有些专家先用DAPT,一段时间后改为单用氯吡格雷。我们在实践中倾向应用第3种策略。新近的研究显示,单用替格瑞洛优于单用氯吡格雷。对于那些有诸多静脉桥血管闭塞高危风险的患者,我们也倾向应用低剂量替格瑞洛。

由于急性冠状动脉综合征患者本身的高危缺血风险,CABG后在保证安全的前提下应尽早启用DAPT。DAPT时间取决于患者出血的风险。

第六章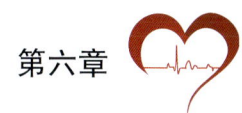

急性冠状动脉综合征药物保守治疗后的双联抗血小板治疗

　　接受药物保守治疗的急性冠状动脉综合征患者使用 DAPT 的证据来自多个临床试验，包括关于氯吡格雷的 CHARISMA 和 CURE 试验、关于普拉格雷的 TRILOGY 试验及关于替格瑞洛的 PLATO 和 PEGASUS 试验。基于 TRILOGY 试验的阴性结果和 TRITON 试验中排除了单纯药物保守治疗的患者，目前没有证据支持普拉格雷可用于药物保守治疗的急性冠状动脉综合征患者。CURE 研究表明，无论最终是否接受冠状动脉血运重建治疗，NSTE-ACS 患者接受阿司匹林 + 氯吡格雷的 DAPT 平均 9 个月与 1 个月的获益一致。CHARISMA 试验的心肌梗死亚组分析显示，联用氯吡格雷和阿司匹林每治疗 100 例患者会有 1 例获益，而代价是每治疗 90 例患者就有 1 例发生严重出血。尽管心肌梗死亚组仅占 CHARISMA 研究人群的一小部分，并且总体结果并没有显示 DAPT 优于单用阿司匹林治疗，但是该亚组人群的分析结果是可信的，因为近期的多项试验也得到了类似结果，即长期强化的抗血小板药物治疗超过 12 个月能够减少缺血事件复发，但代价是出血增加。

　　PLATO 试验中接受药物保守治疗的患者使用替格瑞洛 90mg bid 与氯吡格雷 75mg qd 比较治疗获益一致，并且替格瑞洛治疗组的总体死亡率也有所降低。

　　PEGASUS 试验中 4271 例非支架置入患者与置入过支架的患者比较，联用替格瑞洛和阿司匹林较之单用阿司匹林的获益与风险一致。

大量数据表明，药物保守治疗患者使用 DAPT 的比例要明显低于 PCI 患者。目前的证据尤其是替格瑞洛的相关研究结果并不支持这种临床实践。因此，在当今广泛使用新一代 DES 的情况下，临床医师不能仅依据既往置入过支架来启动和（或）延长 DAPT（图 6-1）。

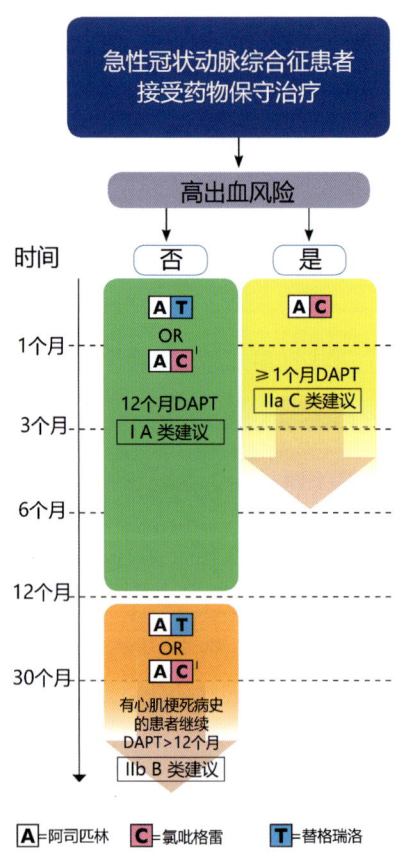

图 6-1　接受药物保守治疗的急性冠脉综合征患者的双联抗血小板治疗策略

注：高出血风险是指 DAPT 期间自发性出血的风险增加，如 PRECISE-DAPT 评分 ≥ 25。以不同颜色表示 ESC 的建议级别（绿色 = Ⅰ 类；黄色 = Ⅱ a 类；橙色 = Ⅱ b 类）。位于同一条线上的治疗用药按字母顺序排列，除非明确指出，否则无优先推荐。

¹ 如果患者不适合使用替格瑞洛。

临床上有一组特殊人群非常值得关注，即明确诊断为 NSTE-ACS 但是冠状动脉造影无管腔阻塞性病变的患者。目前还没有专门的研究评价 DAPT 在这一患者群中的

第六章　急性冠状动脉综合征药物保守治疗后的双联抗血小板治疗

疗效与安全性。但是，通过腔内影像学检查发现此类患者斑块破裂的发生率较高，提示 DAPT 有助于预防再发心肌梗死，前提是预期获益超过出血风险。

接受保守治疗或溶栓治疗的 STEMI 患者使用 DAPT 的证据仅限于 1 个月的治疗时间，但考虑到其中绝大多数患者后期会接受有创治疗，并且有证据表明无论是否行血运重建治疗均可从 DAPT 中获益，因此，在评估出血风险的前提下延长 DAPT 时间有证据可循（表 6-1）。

表 6-1　接受药物保守治疗的急性冠状动脉综合征患者的双联抗血小板治疗持续时间

建议	建议级别	证据水平
对于接受药物保守治疗的 ACS 患者，建议持续服用 P_2Y_{12} 抑制剂（替格瑞洛或氯吡格雷）进行 12 个月的 DAPT	I	A
建议首选替格瑞洛而非氯吡格雷，除非替格瑞洛的出血风险超过缺血获益	I	B
对于接受药物保守治疗并且出血高危（例如 PRECISE-DAPT ≥ 25 分）的 ACS 患者，应当考虑进行至少 1 个月的 DAPT	IIa	C
对于有心肌梗死病史并且缺血高危的接受药物保守治疗的 ACS 患者，如果能够耐受 DAPT 并且没有发生过出血并发症，可以考虑替格瑞洛 60mg 每天 2 次与阿司匹林联用，进行 12～36 个月的 DAPT	IIb	B
对于有心肌梗死病史但未置入支架的 ACS 患者，如果能够耐受 DAPT 并且没有发生过出血并发症，如果替格瑞洛不可用，可以考虑氯吡格雷与阿司匹林联用进行 12 个月以上的 DAPT	IIb	C
不建议普拉格雷用于药物保守治疗的 ACS 患者	III	B

注：ACS：急性冠状动脉综合征；DAPT：双联抗血小板治疗。缺血高危定义：年龄 ≥ 50 岁并且符合下列至少一项高危特征：年龄 ≥ 65 岁；需要药物治疗的糖尿病；既往发生过两次自发性心肌梗死；多支血管病变；慢性肾功能不全（估算肌酐清除率 < 60ml/min）。

【评注】

　　没有接受血运重建治疗的急性冠状动脉综合征患者往往是缺血和出血风险高危患者。其中多数由于风险高（高龄、低体重、合并糖尿病或肾功能不全等）而没有接受血管造影。血管造影显示，急性冠状动脉综合征患者中三支病变患者的比例在50%以上，其6个月死亡率明显增高。临床上往往没有认识到这类没有接受血运重建治疗急性冠状动脉综合征患者的高风险，结果常常延误治疗，或者治疗强度和时间不足。本章小结了处理这类患者的循证学证据，可以帮助指导临床实践。

第七章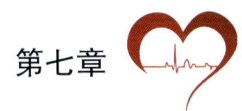

有口服抗凝治疗指征患者的双联抗血小板治疗

第 1 节 改善经皮冠状动脉介入治疗后预后的风险分层与策略

在接受 PCI 的患者中，6%～8% 需要长期口服抗凝药物，主要用药指征包括心房颤动、心脏机械瓣置换术后和静脉血栓栓塞性疾病。与单纯口服抗凝治疗比较，在 DAPT 基础上加用口服抗凝治疗可使出血并发症增加至少 2～3 倍。因此，应将此类患者视为出血高危患者，需要重新评估口服抗凝治疗的适应证，只有存在强适应证，如阵发性、持续性或永久性心房颤动并且 CHA2DS2-VASc 评分 ≥ 2[心力衰竭、高血压、年龄 75 岁（2 分）、糖尿病、卒中（2 分）、血管病变、年龄 65～74 岁和性别（男性 ≥ 1，女性）]；心脏机械瓣置换术后；近期（即 6 个月内）深静脉血栓形成或肺栓塞或有反复深静脉血栓形成或肺栓塞的病史时才考虑继续抗凝治疗。

另外一方面，应尽最大努力降低此类患者 PCI 相关并发症的风险（表 7-1），特别是出院后的三联抗栓治疗持续时间应尽可能缩短或者改为双联抗栓（即仅限于围术期服用阿司匹林而之后停用），并且要谨慎权衡缺血（如靶病变的复杂性、未处理的病变数、支架置入技术方面的考虑，以及手术结果）和出血风险。有研究显示，缺血风险评分也能预测房颤的出血终点，提示缺血和出血的危险因素之间存在较多重叠。目前已经有多个出血风险评分包括 HAS-BLED 评分 [高血压、肝功能和肾功能异常（各1分）、卒中、有出血史或出血倾向、INR值不稳定、高龄（年龄＞65岁）、服用特殊药物和酗酒（各1分）]预测出血的能力超过了评分CHADS2[心力衰竭、高血压、年龄、糖尿病、卒中（2分）]和CHA2DS2-VASc评分。

表7-1　避免口服抗凝治疗患者发生出血并发症的策略

利用经过验证的风险评分来评估缺血和出血风险（如CHA2DS2-VASc评分、ABC评分和HAS-BLED评分），并重点关注可纠正的危险因素
尽可能缩短三联治疗时间；PCI术后可以考虑以双联治疗（口服抗凝药物＋氯吡格雷）替代三联治疗
可以考虑以新型口服抗凝药物替代维生素K拮抗剂
服用维生素K拮抗剂时，将INR控制在目标范围的低限并且尽可能提高INR达标率（＞65%～70%）
可以考虑选择较低剂量的新型口服抗凝药物给药方案（在获批试验中得到过验证），也可以根据药物蓄积等代谢特征选择其他新型口服抗凝药物给药方案
P_2Y_{12}抑制剂选择氯吡格雷
使用低剂量的阿司匹林（≤100mg/d）
常规使用质子泵抑制剂

注：PCI：经皮冠状动脉介入治疗；INR：国际标准化凝血酶比值；CHA2DS2-VASc：充血性心力衰竭，高血压，年龄≥75岁（2分），糖尿病，既往卒中或短暂性脑缺血发作或血栓栓塞（2分），血管疾病，65～74岁，性别；ABC：年龄、生物标志物、临床病史；HAS-BLED：高血压、肝肾功能异常、卒中、出血史或出血倾向、INR值不稳定、老年、药物/酒精。

需要指出，HAS-BLED评分可以使主治医师在随访期间更加关注可逆性的出血危险因素。风险并不是一成不变的，尤其对于出血来说，很多危险因素是可以纠正的。因此，出血高危（如HAS-BLED评分≥3）不是停用口服抗凝药物的理由；相反，对此类患者应当重点关注，谨慎观察和随访。

最近又出现一个基于新型生物标志物的评分，即ABC出血风险评分[年龄、生物标志物（GDF-15，高敏cTnT和血红蛋白）和既往出血史]。该评分已经在使用维生素K拮抗剂和非维生素K口服抗凝药物（即新型口服抗凝药物）治疗的心房颤动人群中得到验证，与HAS-BLED评分比较预测能力更好。然而，与其他出血风险评分的情形类似，所有针对口服抗凝治疗患者的风险预测模型均未在前瞻性的随机对照试验中得到验证。因此，风险评分在改善患者预后方面的价值目前尚不明确。

之前公布过一份与高出血风险相关的所有危险因素的综合列表。

由于缺少来自随机对照试验的安全性与疗效的相关数据，以及注册研究报道了较高的出血风险，因此，建议在三联抗栓时避免选择普拉格雷或替格瑞洛（表7-2，图7-1）。另外，建议合用质子泵抑制剂以保护胃黏膜。根据建议的相对较低的INR目标值严格监测口服抗凝药物的剂量强度；对于服用新型口服抗凝药物的患者，应选择预防卒中的最低有效验证剂量，并仔细评估每种药物蓄积的指标。理论上，与药物获批研究中的剂量比较，低剂量的新型口服抗凝药物给药方案应当会降低出血

表7-2 有口服抗凝治疗指征患者的双联抗血小板治疗

建议	建议级别	证据水平
对于接受冠状动脉支架置入的患者，建议在围术期联用阿司匹林和氯吡格雷	I	C
对于接受冠状动脉支架置入的患者，不论置入何种类型支架，应当考虑阿司匹林+氯吡格雷+口服抗凝药物的三联抗栓治疗1个月	IIa	B
对于缺血高危并且缺血风险超过出血风险的患者（如急性冠状动脉综合征或有其他高危解剖/手术操作特征），应当考虑阿司匹林+氯吡格雷+口服抗凝药物的三联抗栓治疗1～6个月	IIa	B
对于出血风险超过缺血风险的患者，应当考虑氯吡格雷75mg/d+口服抗凝药物的双联治疗替代1个月的三联抗栓治疗	IIa	A
对于需要口服抗凝药物的患者，应当考虑在12个月时中止抗血小板治疗	IIa	B
如果患者有口服维生素K拮抗剂的适应证并且需要联用阿司匹林和（或）氯吡格雷，应谨慎调整维生素K拮抗剂的剂量，使INR维持在目标范围的下限，并且要求INR达标率在65%～70%	IIa	B
如果需要联用新型口服抗凝药物和阿司匹林和（或）氯吡格雷，应当考虑选择经心房颤动试验证实能有效预防卒中的最低剂量	IIa	C
如果需要联用利伐沙班和阿司匹林和（或）氯吡格雷，可以考虑选择利伐沙班15mg qd 替代利伐沙班20mg qd 的给药方案	IIb	B
不建议替格瑞洛或普拉格雷与阿司匹林和口服抗凝药物联用进行三联抗栓治疗	III	C

注：INR：国际标准化凝血酶比值。

风险，但是出血和缺血（即卒中预防）之间的权衡即最终的获益－风险比仍无法确定。PIONEER AF-PCI 研究中验证的是两种低剂量利伐沙班的给药方案（即 15mg o.d. 和 2.5mg bid），而用于房颤患者的获批给药方案是 20mg qd。在接受支架置入的心房颤动患者中评价达比加群双联治疗对比华法林三联治疗的 REDUAL-PCI 试验（NCT02164864）将两种达比加群剂量（150mg bid 和 110mg bid）与维生素 K 拮抗剂进行对比，以评价三种给药方案的疗效与安全性。是否因口服抗凝药种类（新型口服抗凝药物对比维生素 K 拮抗剂）、支架平台及三联治疗的持续时间不同而存在差异将会进一步讨论。上述建议不适用于接受药物保守治疗或者有冠状动脉搭桥指征的患者，对于此类患者应当避免在口服抗凝药物的基础上加用 DAPT。

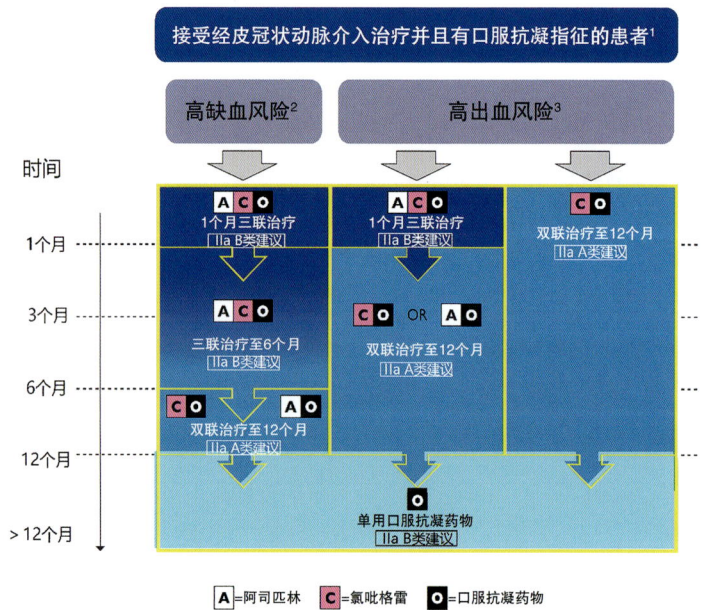

图 7-1 接受 PCI 并且有口服抗凝指征患者的双联抗血小板治疗策略

注：以不同颜色表示合用抗栓药物的数量。三联治疗是指 DAPT+ 一种口服抗凝药物。双联治疗是指一种抗血小板药物（阿司匹林或氯吡格雷）+ 一种口服抗凝药物。

[1] 无论采取何种治疗策略，建议在 PCI 围术期给予阿司匹林＋氯吡格雷；[2] 高缺血风险是指可能增加心肌梗死风险的急性期临床表现或解剖/手术操作特征；[3] 利用"HAS-BLED 评分"或"ABC 评分"评估出血风险。

第七章 有口服抗凝治疗指征患者的双联抗血小板治疗

第2节 三联治疗时间

WOEST试验评价了PCI术后停用阿司匹林但保留氯吡格雷的抗栓治疗方案。该研究将573例患者（其中69%合并心房颤动）随机分配到氯吡格雷（75mg/d）+口服抗凝药的双联抗栓组或者氯吡格雷+阿司匹林80mg/d+口服抗凝药的三联抗栓组。方案规定，金属裸支架置入术后治疗持续1个月，而DES（占总体的65%）置入术后治疗持续1年。服用维生素K拮抗剂的患者中50%接受了PCI。1年随访结果显示，双联组的所有TIMI出血（主要终点）发生率显著低于三联组（19.5% vs. 44.9%；$HR=0.36$，95%CI：$0.26\sim0.50$；$P<0.001$），但两组间的严重出血率无明显差异。另外，两组间心肌梗死、卒中、靶血管再次运血重建以及支架血栓的发生率均无明显差异，但是双联组的全因死亡率显著降低（2.5% vs. 6.4%；$P=0.027$）。

最近，PIONEER AF-PCI研究将2124例接受PCI支架置入的非瓣膜性心房颤动患者进行1:1:1随机分组：低剂量利伐沙班（15mg qd）+一种P_2Y_{12}抑制剂（无阿司匹林）持续12个月；极低剂量利伐沙班（2.5mg bid）+DAPT持续1、6或12个月；根据INR调整剂量的维生素K拮抗剂+DAPT的标准治疗，其中DAPT持续时间1、6或12个月。结果显示，两个利伐沙班组的主要安全性终点（TIMI临床显著的出血）发生率均显著低于标准治疗组[15mg利伐沙班组16.8%，2.5mg利伐沙班组18%，标准三联治疗组26.7%；组间比较分别为：$HR=0.59$，95%CI：$0.47\sim0.76$；$P<0.001$和$HR=0.63$，95%CI：$0.50\sim0.80$；$P<0.001$]。需要指出，两个DAPT组中高达49%的患者完成了12个月的三联治疗，各组间的严重出血和输血率无明显差异。此外，方案中建议的INR目标范围为$2\sim3$而非$2\sim2.5$，可能会因此增加对照组的出血风险。三组间全因死亡、心血管死亡、心肌梗死以及卒中的发生率近似。然而，与WOEST试验类似，该研究在评价缺血终点事件（如支架血栓和卒中发生率）方面的统计学力度不够。因此，对于卒中和（或）支架血栓高危患者，上述三种抗栓方案的比对效果尚不明确。迄今为止，该研究尚未公布关于冠状动脉介入手术操作特

征的分析报告，并且研究中排除了既往有卒中史的患者。因此，如何对相对短期（即≤6个月）的三联治疗（可能以新型口服抗凝药物替代维生素 K 拮抗剂）和氯吡格雷+口服抗凝药物的双联治疗这两种抗栓方案的缺血与出血风险进行权衡仍存在诸多问题，治疗决策需要个体化。

对于需要口服抗凝治疗的出血高危患者，PCI 术后以氯吡格雷+口服抗凝药物的双联治疗替代传统的三联治疗仍是一种有吸引力的方案，但是还需要更多有关疗效方面的数据，尤其对于卒中高危和（或）急性冠状动脉综合征复发风险较高的患者。ISAR-TRIPLE 试验探讨了停用氯吡格雷而保留阿司匹林的抗栓方案。该研究共纳入 614 例（1/3 为急性冠状动脉综合征）接受支架置入并且需要口服抗凝治疗的患者，所有患者在服用阿司匹林和维生素 K 拮抗剂的基础上被随机分为 6 周或者 6 个月的氯吡格雷治疗组。主要终点为 9 个月死亡、心肌梗死、支架血栓、缺血性卒中，以及 TIMI 严重出血。结果显示，包含 6 周和 6 个月氯吡格雷的两个三联治疗组比较，主要终点发生率无显著性差异（9.8% vs. 8.8%；HR=1.14，95%CI：0.68～1.91；P=0.63）；死亡、心肌梗死、支架血栓及缺血性卒中的联合终点也没有显著性差异（4.0% vs. 4.3%；HR=0.93，95%CI：0.43～2.05；P=0.87）。此外，两组间 TIMI 严重出血发生率也无显著性差异（5.3% vs. 4.0%；HR=1.35，95%CI：0.64～2.84；P=0.44）。

上述三项研究中大约 1/3 的患者为急性冠状动脉综合征。三联治疗持续时间与临床表现（急性冠状动脉综合征 vs. 非急性冠状动脉综合征）之间无交互作用，可能反映了这些患者的冠状动脉缺血风险确实不高，或者由于采用了相对短期的 DAPT 方案（即 1 个月或 PCI 术后立即停用阿司匹林），所以难以得出有临床意义的疗效差异。出血事件率在三联治疗开始的头 30 天达到峰值，是急性冠状动脉事件（包括复发性心肌梗死和支架血栓）发生率的两倍。这些观察结果与丹麦心房颤动合并心肌梗死患者的全国注册研究结果一致，即与口服抗凝药物+一种抗血小板药物比较，三联治疗增加了 90 天的出血风险（HR=1.47，95%CI：1.04～2.08），该趋势持续至 360 天（HR=1.36，95%CI：0.95～1.95），但是在缺血性事件上无显著性差异（HR=1.15，95%CI：0.95～1.40）。另外，与三联治疗比较，华法林+氯吡格雷组的严重出血率有下降趋势，但是差异未达统计学显著性（$HR=0.78$，$95\%CI$：$0.55\sim1.12$）；心肌梗死和冠状动脉死亡率也呈不显著下降。鉴于以上原因，应根据出血和缺血风险评估尽量缩短三联治疗的持续时间（图7-1，表7-3和表7-4）。

表7-3 支架导致缺血事件复发的高危特征

既往在充分抗血小板治疗的情况下发生了支架血栓
仅存的一支通畅的冠状动脉置入支架
弥漫性多支病变，尤其是糖尿病患者
慢性肾脏疾病（肌酐清除率＜60ml/min）
至少置入3个支架
至少处理了3处病变
双支架技术处理分叉病变
支架总长度＞60mm
处理慢性完全闭塞性病变

表7-4 不适合联用口服抗凝药物和抗血小板治疗的患者特征

预期寿命短
恶性肿瘤进展期
预期依从性差
精神状态欠佳
终末期肾衰竭
高龄
既往严重出血史/既往出血性卒中
慢性酗酒
贫血
双联抗栓治疗期间发生过临床显著的出血事件

第3节 停用所有抗血小板药物

目前缺乏关于需要长期口服抗凝治疗并且置入支架的患者停用抗血小板药物时机的数据。有研究表明,急性冠状动脉综合征后单用口服抗凝药物优于阿司匹林,并且口服抗凝药物+阿司匹林也许不能起到更多保护作用反而导致过多出血。因此,对于病情稳定的无事件患者,建议在支架置入后1年停用抗血小板药物。对于冠状动脉事件极高危(如表7-3中定义)及机械瓣置换术后合并动脉粥样硬化性疾病的患者,可以考虑在1年后继续采用口服抗凝药物+一种抗血小板药物(阿司匹林或氯吡格雷)的双联抗栓方案。

第4节 抗凝药物的类型

PIONEER AF-PCI 是目前唯一一项在因急性冠状动脉综合征或稳定性冠心病而接受 PCI 治疗的心房颤动患者(有 DAPT 适应证)中比较维生素 K 拮抗剂与新型口服抗凝药物的随机对照试验。然而,该项研究是验证两种低于心房颤动建议治疗剂量的利伐沙班给药方案,分别将低剂量(15mg qd)或极低剂量(2.5mg bid)的利伐沙班与一种 P_2Y_{12} 抑制剂或 DAPT 与进行组合,与维生素 K 拮抗剂 +DAPT 进行比较。该研究缺乏足够的统计学力度以评价缺血终点,因此,难以得出关于每种口服抗凝药物与其他药物比较的优势和缺陷的结论。但是,与维生素 K 拮抗剂 +6 个月 DAPT 比较,利伐沙班 2.5mg bid 联合 6 个月 DAPT 组的卒中事件增加(6 *vs.* 0 事件;P=0.02)。

在关于新型口服抗凝药物治疗心房颤动的 4 项Ⅲ期临床试验中,治疗效果与既往冠状动脉疾病状态(急性冠状动脉综合征 *vs.* 非急性冠状动脉综合征)对临床结局的影响之间无交互作用,并且在合并心房颤动的冠心病患者中也体现出新型口服抗凝药物与维生素 K 拮抗剂相比较的优势，至少在接受抗血小板治疗的患者中如此。目前还缺少强有力的证据可以证明哪一种新型口服抗凝药物更有优势。达比加群是唯一一个在Ⅲ期试验中验证了减少的每日剂量（即 110mg bid）并且证实其不劣于华法林的新型口服抗凝药。尽管可以考虑选择其他新型口服抗凝药物的低剂量（如阿哌沙班 2.5mg bid 或依度沙班 30mg od）来降低出血风险，但这些剂量仅在Ⅲ期试验的亚组患者中进行过评价。低剂量的新型口服抗凝药物对预防肾功能正常患者的卒中获益尚不明确。3 项正在进行的大规模预后研究（NCT 02164864、NCT 02415400 和 NCT 02866175）是在接受支架置入的心房颤动患者中评价新型口服抗凝药物或维生素 K 拮抗剂与抗血小板药物联用的抗栓方案，对不同剂量的新型口服抗凝药物、不同种类的 P_2Y_{12} 抑制剂及不同的治疗持续时间进行评价。

第 5 节　支架的类型

有长期抗凝治疗指征的患者应当置入新一代 DES 还是金属裸支架已经不再有争议。首先，DAPT 试验结果表明延长 DAPT 的效果与支架类型（金属裸支架对比 DES）无关，并且停用 DAPT 患者以及接受非心脏手术患者发生不良事件的风险也与支架类型无关。其次，有两项随机试验已经证实，对于不能耐受长期 DAPT 的出血高危患者（如需要长期口服抗凝治疗的患者），新一代 DES 优于金属裸支架。

总之，两项试验结果均表明，对于出血高危患者，应默认选择第二代 DES。

【评注】

对于冠心病合并心房颤动、心脏机械瓣置换术后和静脉血栓性疾病并且接受了PCI的患者，往往需要应用三联抗栓治疗，即DAPT联合一种口服抗凝药物。然而，虽然DAPT能够有效预防PCI后的支架血栓形成，但是不能有效降低心房颤动、心脏机械瓣置换术后和静脉血栓性疾病栓子脱落导致的栓塞风险。相反，单纯口服抗凝治疗对降低栓子脱落引起的栓塞风险有效，但是不能预防PCI后的支架血栓。三联抗栓治疗可以兼顾两者，但使出血并发症风险成倍增高。因此，如何兼顾两者，同时最大程度降低出血风险，是临床面临的一个重要问题。

本章重点讨论了三联抗栓治疗风险分层与策略、应用三联抗栓治疗的时间，以及抗凝药物的种类和支架类型对三联抗栓治疗的影响。

在三联抗栓治疗风险分层与策略中，新版指南介绍了目前几种评分方法的优点与缺点，强调这种评分是动态的，而非一成不变。

对于应用三联抗栓治疗的时间，指南建议要根据不同的情况作不同的选择。总的原则是尽可能缩短三联抗栓治疗的时间（通常为1个月），然后只用氯吡格雷加用一种口服抗凝药物继续使用。在三联抗栓治疗中，不建议应用新型P_2Y_{12}受体抑制剂（如替格瑞洛）。

目前尚未完成头对头比较三联抗栓治疗中不同类型抗凝药物有效性和安全性的研究，因而还提不出有关的建议。但是，已经明确在三联抗栓治疗中，新一代DES明显优于第一代DES和金属裸支架，因而建议优先应用。

第八章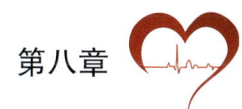

双联抗血小板治疗患者的择期非心脏外科手术

据估计，5%～25%的冠状动脉支架置入术后患者在未来5年内可能需要进行非心脏外科手术。对于此类患者的处理需要考虑以下几个方面问题：①支架血栓的风险（特别是需要停用DAPT的患者）；②推迟外科手术的后果；③如果继续DAPT术中和围术期出血增加的风险及出血可能带来的后果。鉴于诸多考虑的复杂性，需要多学科参与，涉及心脏介入专家、心脏病专家、麻醉师、血液学专家以及外科医师，以明确患者出血和血栓的风险，从而选择最佳的治疗策略。根据30天心脏死亡和心肌梗死的发生率，可将外科手术分为低危（＜1%）、中危（1%～5%）和高危（＞5%）。最近，Rossini等提出了不同类型非心脏外科手术相关出血风险的实用分层方法。

对于出血风险较低的外科手术，应尽量避免围术期停用DAPT。对于出血中危的外科手术，应维持服用阿司匹林，同时尽可能停用P_2Y_{12}抑制剂。如果正在进行DAPT的患者接受出血高危的非心脏手术，包括血管重建、复杂内脏手术、神经外科手术，以及经支气管手术时，在决策时将会面临更大挑战。在这些情况下，尤其注意要及时停用P_2Y_{12}抑制剂，并尽量缩短外科手术前的药物空白期。

（1）非心脏外科手术前停药　为了降低出血和输血的风险，建议推迟择期非心脏手术，直至完成全程的DAPT。在大多数临床情况下，阿司匹林带来的获益超过出血风险，应继续服用，但是颅内手术、经尿道前列腺切除术、眼内手术及出血风险极高的手术例外。

有研究报告，置入第一代 DES 术后的患者行非心脏外科手术具有较高的缺血风险，并且支架术后患者在非心脏外科术后第一周的 MACE 风险增加。此外，无论停用 DAPT 的时机，手术本身都会产生促炎和促血栓形成的效应，从而增加支架节段及整个冠状动脉血管床血栓形成的风险。因此，对于近期发生急性冠状动脉综合征或者支架术后的患者在接受非心脏外科手术时，需要权衡早期手术对于特定疾病（如恶性肿瘤或动脉瘤修复）的获益与心血管事件的风险，应当由一个多学科组成的团队经过讨论后决定处理策略。

以往对 DES 置入术后患者的 DAPT 持续时间和非心脏手术时机的建议是基于对第一代 DES 治疗患者的观察结果。与第一代 DES 比较，目前使用的新一代 DES 发生支架血栓的风险降低，并且需要更短的 DAPT 持续时间。此外，PARIS 注册研究表明，支架置入术后接受手术的患者如果是在医师指导下停用 DAPT，MACE 风险并没有增加。

在缺乏手术对照组的情况下，如何确定急性冠状动脉综合征或冠状动脉支架术后患者接受外科手术的合适时间窗，以确保不增加额外风险或将风险控制在可接受的范围内，仍然存在很大挑战。因此，几乎所有的注册研究都试图通过观察手术相关的缺血风险如何随着时间推移而变化，从而确定此类患者接受外科手术的最适时间窗。通过此法，许多注册研究发现，DES 术后患者的手术相关风险在 3～6 个月后可达到稳定水平。然而，由于缺少手术对照组，这些结果可能受到外科手术类型和紧急程度的影响。为了弥补这一缺陷，最近报道了两项关于外科手术患者的大型匹配队列研究。

其中一项是利用丹麦注册登记研究，筛选出 4303 例 DES 置入术后 12 个月内接受外科手术的患者，与接受类似外科手术而无稳定性冠心病病史的患者（20 232 例）进行比较。结果显示，与无稳定性冠心病的患者比较，DES 置入术后患者心肌梗死和心脏死亡的总体风险增加，主要源于心肌梗死的增加，但是死亡风险近似。然而，此种差异仅限于支架置入术后的第一个月。因此，如果情况允许，建议将外科手术推迟到 DES 置入术后 1 个月以后进行。

另一项研究是将 2000—2010 年期间在退伍军人管理局医院接受冠状动脉支架置

入术患者的数据与该管理局外科手术质量改进计划的数据进行匹配，从中筛选出支架置入后 24 个月内接受非心脏手术的患者。根据外科手术特征和心脏危险因素，将每 1 例支架术后患者与 2 例无支架置入史的患者进行匹配。两组患者在随访 2 年期间发生心脏不良事件的风险相似，但是支架置入患者在术后 30 天内发生不良事件的风险较高，并且风险增加与支架类型无关。在两项研究中，支架置入患者大约 50% 是由于急性冠状动脉综合征，此类高危患者与稳定性冠心病患者比较的不良事件风险没有进一步增加。

因此，如果外科手术时间不能推迟，无论置入何种类型支架（即金属裸支架或新一代 DES），建议 PCI 术后 DAPT 至少 1 个月。并且，建议此类外科手术应当在有全天候导管室可用的医院进行，一旦发生围术期血栓事件能够立即处理（图 8-1，表 8-1）。根据非匹配的回顾性注册资料，对于缺血高危，例如急性冠状动脉综合征或行复杂性冠状动脉血运重建术的患者，如果延期手术的风险可以接受，最好将手术推迟到急性冠状动脉综合征或 PCI 术后 6 个月以后进行，以进一步降低围术期心肌梗死的风险。

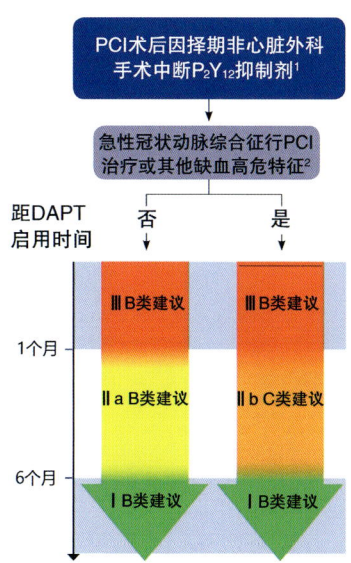

图 8-1　PCI 术后接受双联抗血小板治疗的患者行择期非心脏外科手术的时间

注：[1] 如果在 PCI 术后 6 个月内进行大手术，建议在有全天候导管室可用的医院进行；[2] 表 7-1 中给出了高缺血风险的特征。

表 8-1　行择期非心脏外科手术患者的双联抗血小板治疗

建议	建议级别	证据水平
如果出血风险可以接受，建议在围术期继续服用阿司匹林，并且在外科手术后尽早恢复推荐剂量的抗血小板治疗	Ⅰ	B
对于冠状动脉支架置入后需行择期外科手术的患者，如果在围术期可以继续服用阿司匹林但是需要中断 P_2Y_{12} 抑制剂，不论支架类型，应当考虑将外科手术推迟到 1 个月之后进行	Ⅱa	B
应当考虑在外科手术前停用 P_2Y_{12} 抑制剂：替格瑞洛至少 3 天，氯吡格雷至少 5 天，普拉格雷至少 7 天	Ⅱa	B
对于在择期外科手术前有 DAPT 指征的患者，应当考虑组成一个多学科的专家团队进行术前评估	Ⅱa	C
对于近期发生过心肌梗死或因其他缺血高危特征需要 DAPT 的患者，可以考虑将择期外科手术推迟到 6 个月以后进行	Ⅱb	C
如果在围术期必须停用两种抗血小板药物，可以考虑静脉给予抗血小板药物进行桥接治疗，尤其是在支架置入术后 1 个月内需行外科手术的患者	Ⅱb	C
对于行择期非心脏外科手术的患者，不建议在支架置入后 1 个月内中断 DAPT	Ⅲ	B

注：DAPT：双联抗血小板治疗。缺血高危特征见表 7-1。

以往建议，在外科手术前需停用氯吡格雷 7 天，停用替格瑞洛 5 天，除非有高血栓风险。然而，在第五章中详细讨论了关于停药时间的最新证据，对相对安全的外科手术前需要停用替格瑞洛 5 天的方案提出了挑战（图 8-2）。

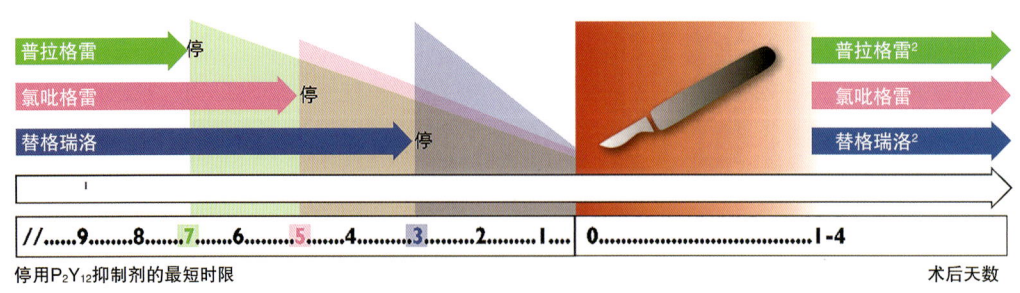

图 8-2　择期外科手术患者最短中断和重新启用双联抗血小板治疗的时间框架

虽然这些数据是基于接受心脏手术的患者，但由于药物在体内的清除动力学相同，并且更为重要的是非心脏手术与心脏手术相比出血风险较低，所以将这些研究结果应用到非心脏手术患者中是合理的（图8-2）。对于一些轻微出血都可能造成严重后果的手术（如脊柱手术或其他神经外科手术），或出血风险大大超过缺血风险的手术（如因稳定性冠心病置入单个支架术后6个月以上的患者需要进行中高危出血风险的手术时），P_2Y_{12}抑制剂可能需要停用更长的时间，以确保在手术过程中无残留的血小板抑制作用。对于支架血栓极高危患者，可以考虑使用静脉注射可逆性糖蛋白Ⅱb/Ⅲa抑制剂进行桥接治疗，如依替巴肽或替罗非班。研究显示，静脉注射的可逆性P_2Y_{12}抑制剂坎格瑞洛可以提供有效的血小板抑制作用。鉴于P_2Y_{12}抑制在预防支架血栓方面的优势，并且与替罗非班或依替巴肽比较失效更快，所以坎格瑞洛十分有望替代糖蛋白Ⅱb/Ⅲa抑制剂。另外，不建议在等待外科手术期间联用胃肠外抗凝药物与坎格瑞洛或可逆性糖蛋白Ⅱb/Ⅲa抑制剂，以最大程度降低出血风险。

（2）**外科手术后重新启用DAPT** 对于在支架置入术后早期和（或）急性冠状动脉综合征急性期行外科手术治疗的患者，如果在术前已停用P_2Y_{12}抑制剂，则术后早期因缺乏血小板抑制造成血栓风险极高，所以术后应尽快（48小时内）重新启用。

术后重新启用P_2Y_{12}抑制剂的时机应当在手术前通过多学科讨论来确定，并且要做好术后的追踪随访。

【评注】

由于非心脏外科手术的定义太广泛，并且PCI和择期非心脏外科手术常常是在不同医院实施，因此，这类患者何时停用和何时再启用DAPT是一个棘手的问题。然而，首先，决定停用和再启用DAPT的时机要考虑3个方面的问题：①需要停用

DAPT 的患者发生支架血栓的风险；②推迟外科手术的后果；③继续 DAPT 术中和围术期出血增加的风险及其可能的后果。其次，一定要有心脏介入医师与外科医师共同讨论，个体化对患者进行风险评估，决定停用和再启用 DAPT 的时机。再次，国内往往不能有效实施，需要引起重视。

第九章

性别考虑和特殊人群

第 1 节 性别差异

目前关于 DAPT 的药物组合或持续时间在疗效和安全性方面是否存在性别差异还缺少令人信服的证据。评价 DAPT ＜ 1 年 vs. ≥ 1 年的临床试验和荟萃分析尚未发现有性别差异。DAPT 试验显示，女性患者采用延长的 DAPT 减少支架血栓的临床获益相比男性要低一些（$P=0.04$）；但是 MACCE（$P=0.46$）和出血事件（$P=0.40$）终点均无性别差异。PEGASUS 试验也没有发现主要研究终点存在性别差异（$P=0.84$）；另外，延长使用阿司匹林和替格瑞洛较单用阿司匹林在卒中预防方面女性获益更大（$P=0.03$），但是在心血管死亡、心肌梗死和安全性终点方面则无明显性别差异。

第 2 节 糖尿病

糖尿病患者的血小板活性增强，容易诱发心肌缺血事件，因此，糖尿病患者无论表现为稳定性还是不稳定性冠心病，其短期和长期致命性和非致命性缺血事件的风险都很高。CURE 研究发现，联用氯吡格雷和阿司匹林在糖尿病患者和非糖尿病患者中的治疗获益相似。同样，TRITON-TIMI 38 试验和 PLATO 试验也发现糖尿病患者和非糖尿病患者的治疗获益相似。因此，目前没有确切证据支持糖尿病可以影响

P_2Y_{12} 抑制剂种类的选择。

至于 DAPT 持续时间，DAPT 试验发现糖尿病患者心肌梗死风险的降幅要略低于非糖尿病患者（$P=0.02$）。但是在其他缺血和安全性终点方面，糖尿病与非糖尿病患者间无明显差异。最后，PEGASUS 研究也发现，主要疗效终点与是否存在糖尿病无关。总之，当前证据表明，糖尿病不应作为决定 DAPT 药物组合和持续时间的评价指标。

第 3 节　下肢动脉疾病

下肢动脉疾病患者发生缺血事件和死亡的风险均显著增加。如同时患有症状性下肢动脉疾病和冠心病，则缺血风险较单一病种进一步增加。CHARISMA 试验包括 3096 例下肢动脉疾病患者，DAPT 降低了此类患者心肌梗死发生率和因缺血事件住院率，但是没有降低总的复合主要终点发生率。两组间中重度和致命性出血的发生率无显著性差异，但是 DAPT 组的轻微出血发生率增加。近期对 PEGASUS 试验中的 1143 例下肢动脉疾病患者进行的一项亚组分析显示，有心肌梗死病史的患者如合并下肢动脉疾病，其 MACE 发生率较无下肢动脉疾病的患者增加了 60%，当校正基线特征后此差异仍然存在。这种显著增加的缺血风险使替格瑞洛 60mg bid 与安慰剂比较，3 年的绝对风险下降了 5.2%，进而使心血管死亡和全因死亡的风险也显著降低。除了 MACE 和死亡率方面的获益，替格瑞洛与安慰剂比较还减少了不良肢体事件。研究发现，其他抗血小板药物（如沃拉帕沙）也可以减少急性肢体缺血事件，提示强效和延长的抗栓治疗策略可以减少下肢缺血事件。来者不拒的 PRODIGY 试验包括 246 例（12.5%）症状性下肢动脉疾病患者。下肢动脉疾病状态可显著增加死亡和缺血事件（$HR=2.80$，$95\%CI$：$2.05\sim3.83$；$P<0.001$）。与缩短的 DAPT 比较，延长的 DAPT 降低了此类患者的主要疗效终点发生率（16.1% vs. 27.3%；$HR=0.54$，$95\%CI$：$0.31\sim0.95$；$P=0.03$），但是非下肢动脉疾病患者则不然（9.3% vs. 7.4%；

HR=1.28，95%CI：0.92～1.77；P=0.14）。另外，延长的 DAPT 使此类患者明确或可能的支架血栓以及总体死亡的风险均显著降低。

第 4 节　复杂经皮冠状动脉介入治疗

理论上，高难度的 PCI 术后需要延长 DAPT，但目前为止关于复杂 PCI 术后的 DAPT 最佳持续时间仍缺乏证据。一项包括 6 个随机对照试验的荟萃分析共纳入 9577 例冠状动脉支架置入术后的患者，复杂 PCI 的定义如下：置入至少 3 个支架；处理至少 3 处病变；分叉病变置入 2 个支架；支架总长度＞60mm 及靶病变为慢性完全闭塞性病变。接受复杂 PCI 的患者 MACE 风险增加了 2 倍（5.0% vs. 2.5%；P=0.001）。延长和缩短的 DAPT 分别定义为 DAPT 持续时间≥12 个月或≤6 个月。与缩短的 DAPT 比较，延长的 DAPT 显著降低了复杂 PCI 患者的 MACE 发生率（4.0% vs. 6.0%；校正 HR=0.56，95%CI：0.35～0.89），但是在非复杂 PCI 患者中则无显著性差异（2.5% vs. 2.6%；校正 HR=1.01，95%CI：0.75～1.35；P=0.01）。一般，PCI 手术越复杂，延长 DAPT 带来的 MACE 获益也越大。但是，延长 DAPT 也增加了严重出血的风险。

第 5 节　制订支架血栓患者的双联抗血小板治疗方案

由于缺少随机临床试验的数据，因此，支架血栓患者的治疗决策面临很大挑战。观察性研究发现，首次发生支架血栓后，再发支架血栓的风险明显增加。Armstrong 等在 2005—2013 年期间进行了一项回顾+前瞻性的加利福尼亚注册研究，该研究在 5 家专科医院收集了 221 例经冠状动脉造影确诊的支架血栓患者。需要指出，每种类型支架术后首次发生支架血栓的时间并不清楚，其中 104（47%）例患者置入第一代 DES，51（23%）例置入金属裸支架，19（9%）例置入第二代 DES。经过中位 3.3 年的随访，29 例患者再次发生明确或可能的支架血栓，其中 19 例经造影证实为支架血栓。1 年和 5 年明确或可能再发支架血栓的累积风险分别为 16% 和 24%，1 年和 5 年经造影证实再发支架血栓的累积风险分别为 11% 和 20%。总之，上述结果表明首次发生支架血栓后再发支架血栓的风险很高。另外，根据相关的重要分析，支架血栓最易复发的时间集中在首发事件后的前几个月，并且此风险不会随着时间的推移而完全消失。研究表明，与氯吡格雷比较，替格瑞洛和普拉格雷不仅可显著降低明确或可能的支架血栓的风险，并且还可以显著降低支架血栓复发的风险。因此，对于发生支架血栓的患者，氯吡格雷不是最佳的治疗选择。鉴于首发支架血栓之后长期的复发风险，如可以耐受，建议尽可能维持长期的 DAPT。

第 6 节　治疗中发生出血的患者

DAPT 期间一旦发生出血并发症，临床处理很棘手，主要挑战是缺少随机对照试验数据的指导。

此种情况下，停用或继续 DAPT 很大程度上取决于缺血（如 DAPT 指征和出血距最近一次支架置入的时间）和反复或持续性出血的风险。图 9-1 给出了处理此类患者的实践流程图，并且在其他共识文件中也有相关处理的补充信息。研究表明，出血史是再次出血的独立预测因素。因此，一旦发生出血，需要再次评估 DAPT 的药物组合、剂量和持续时间。

第九章 性别考虑和特殊人群

双联抗血小板治疗 ± 口服抗凝药物期间的出血管理

微量出血
不需要临床干预和进一步评估的出血

皮肤淤点或淤斑
自愈的鼻衄
少量结膜出血

- 继续 DAPT
- 考虑继续服用或停服 1 次口服抗凝药物
- 安慰并消除患者顾虑
- 识别危险因素并与患者讨论预防措施
- 教育患者提高治疗依从性

轻度出血
需要临床关注但不需要住院的出血

无法自愈的鼻衄
中等量的结膜出血
失血量不大的泌尿生殖道或上/下消化道出血
轻微咯血

- 继续 DAPT
- 考虑缩短 DAPT 时间或者转换为强度较低的 P_2Y_{12} 抑制剂（即从替格瑞洛/普拉格雷转换为氯吡格雷），尤其反复出血时
- 如果三联治疗降级为双联治疗，首选氯吡格雷 + 口服抗凝药物
- 明确并尽可能治疗导致出血的伴随疾病（如消化性溃疡、痔、肿瘤）
- 如果之前没用，加用质子泵抑制剂
- 教育患者提高治疗依从性

中度出血
失血量 > 3g/dl（血红蛋白）和（或）需要住院，但是血流动力学稳定并且进展不快的出血

失血量较大的泌尿生殖道、呼吸道或上/下消化道出血

- 考虑停用 DAPT，继续单一抗血小板治疗。如果发生上消化道出血，优先选择 P_2Y_{12} 抑制剂
- 如确保安全，尽快重新启动 DAPT
- 考虑缩短 DAPT 时间或转换为强度较低的 P_2Y_{12} 抑制剂（即从替格瑞洛/普拉格雷转换为氯吡格雷），尤其反复出血时

- 考虑停止甚至逆转抗凝直至出血控制，除非血栓风险过高（心脏机械瓣置换、心脏辅助装置、CHA2DS2-VASC ≥ 4）
- 如临床指征明确，1 周内重新开始口服抗凝治疗；如选择维生素 K 拮抗剂，考虑 INR 目标值 2.0 ~ 2.5，除非有强指征（心脏机械瓣置换或心脏辅助装置）；如选择新型口服抗凝药物，采用最低有效剂量
- 如果考虑将三联治疗降级为双联治疗，优选氯吡格雷 +1 种口服抗凝药物
- 之前为双联治疗时，如确保安全考虑停用抗血小板治疗

- 如果发生上消化道出血，考虑静脉质子泵抑制剂
- 明确并尽可能治疗导致出血的伴随疾病（如消化性溃疡、痔、肿瘤）
- 教育患者提高治疗依从性

图例
- DAPT 管理
- 口服抗凝药物管理
- 一般建议

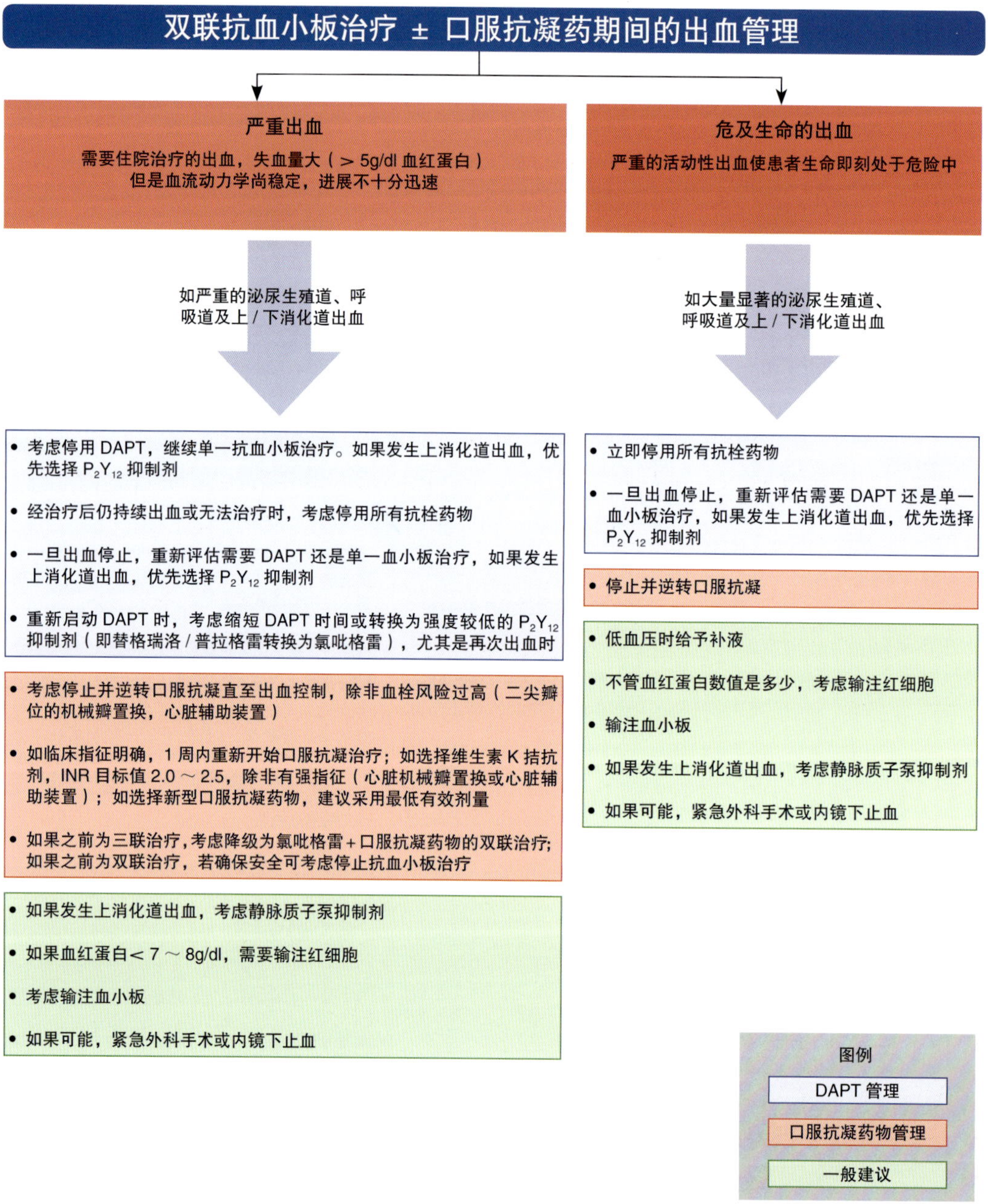

双联抗血小板治疗 ± 口服抗凝药期间的出血管理

严重出血
需要住院治疗的出血，失血量大（> 5g/dl 血红蛋白）但是血流动力学尚稳定，进展不十分迅速

如严重的泌尿生殖道、呼吸道及上/下消化道出血

- 考虑停用 DAPT，继续单一抗血小板治疗。如果发生上消化道出血，优先选择 P_2Y_{12} 抑制剂
- 经治疗后仍持续出血或无法治疗时，考虑停用所有抗栓药物
- 一旦出血停止，重新评估需要 DAPT 还是单一血小板治疗，如果发生上消化道出血，优先选择 P_2Y_{12} 抑制剂
- 重新启动 DAPT 时，考虑缩短 DAPT 时间或转换为强度较低的 P_2Y_{12} 抑制剂（即替格瑞洛/普拉格雷转换为氯吡格雷），尤其是再次出血时

- 考虑停止并逆转口服抗凝直至出血控制，除非血栓风险过高（二尖瓣位的机械瓣置换，心脏辅助装置）
- 如临床指征明确，1 周内重新开始口服抗凝治疗；如选择维生素 K 拮抗剂，INR 目标值 2.0～2.5，除非有强指征（心脏机械瓣置换或心脏辅助装置）；如选择新型口服抗凝药物，建议采用最低有效剂量
- 如果之前为三联治疗，考虑降级为氯吡格雷+口服抗凝药物的双联治疗；如果之前为双联治疗，若确保安全可考虑停止抗血小板治疗

- 如果发生上消化道出血，考虑静脉质子泵抑制剂
- 如果血红蛋白 < 7～8g/dl，需要输注红细胞
- 考虑输注血小板
- 如果可能，紧急外科手术或内镜下止血

危及生命的出血
严重的活动性出血使患者生命即刻处于危险中

如大量显著的泌尿生殖道、呼吸道及上/下消化道出血

- 立即停用所有抗栓药物
- 一旦出血停止，重新评估需要 DAPT 还是单一血小板治疗，如果发生上消化道出血，优先选择 P_2Y_{12} 抑制剂

- 停止并逆转口服抗凝

- 低血压时给予补液
- 不管血红蛋白数值是多少，考虑输注红细胞
- 输注血小板
- 如果发生上消化道出血，考虑静脉质子泵抑制剂
- 如果可能，紧急外科手术或内镜下止血

图例：
- DAPT 管理
- 口服抗凝药物管理
- 一般建议

图 9-1　双联抗血小板治疗 ± 口服抗凝治疗患者的出血管理建议

注：蓝色框指抗血小板治疗的管理；暗红色框指口服抗凝治疗的管理；浅绿色框指提高患者安全性的一般建议。DAPT：双联抗血小板治疗。

第九章 性别考虑和特殊人群

【评注】

本章主要包括DAPT在不同性别患者应用的差异、在合并糖尿病或下肢动脉疾病的应用和在复杂PCI或发生支架血栓或治疗中发生出血患者的应用。在这些特殊人群应用DAPT，往往缺乏充分的循证学证据，给临床实践带来困惑。

虽然许多研究显示，在不同性别患者应用DAPT的有效性和安全性没有显著差异，但是临床实践中往往认为女性患者更容易发生出血，因而选择较低强度的抗栓治疗。

临床上常常认为合并糖尿病或下肢动脉疾病的患者发生缺血事件和死亡的风险更高，因此，采取强化和延长的DAPT策略。然而，现有的证据显示，糖尿病不应作为决定DAPT药物组合和持续时间的评价指标，延长DAPT可以显著降低合并下肢动脉疾病患者发生支架血栓和总体死亡的风险。

复杂PCI是指置入至少3个支架、处理至少3处病变、分叉病变置入2个支架、支架总长度＞60mm及靶病变为慢性完全闭塞性病变的PCI。需要纠正的一个概念是稳定性冠心病并非意味着患者稳定。如接受复杂PCI的稳定性冠心病患者在手术中多多少少会有分支血管的丢失，往往继发高炎症状态，后期支架血栓和支架内再狭窄发生率高，因此，应当等同于急性冠状动脉综合征患者对待。通常，PCI手术越复杂，延长DAPT带来的MACE获益也越大，但是也增加了严重出血的风险。对于这类患者，我们通常采用强化和延长的DAPT方案，例如先联合应用阿司匹林加替格瑞洛，延长应用12个月以上，然后改为单用替格瑞洛一段时间，再减量或改为氯吡格雷长期应用。

在发生支架血栓和治疗中发生出血患者制订DAPT策略是临床实践中常常遇到的两种极端情形，目前缺乏循证学证据来指导实践。对于发生支架血栓的患者，我们通常换用阿司匹林联合替格瑞洛的强化DAPT方案，并且延长应用，最终仅使用一种P_2Y_{12}受体抑制剂长期应用。治疗中发生出血患者，需要个体化动态再次评估DAPT的药物组合、剂量和持续时间。

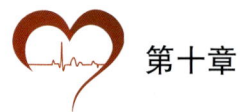 第十章

本指南要点

本指南的内容可以归纳为下列 11 个要点。

1. DAPT 的获益与风险

DAPT 可降低从急性期到极晚期所有支架血栓的风险。但是，心肌梗死或 PCI 术后 DAPT > 12 个月带来的获益主要归功于降低自发性心肌梗死的风险。DAPT 的持续时间无论 < 12 个月还是 ≥ 12 个月，其出血风险均与时程的长短呈正相关。延长 DAPT 给患者带来的获益，尤其在降低死亡率方面，与既往的心血管病史（例如既往急性冠状动脉综合征 / 心肌梗死 vs. 稳定性冠心病）密切相关。目前已经开发出可以预测 DAPT 出血风险的模型，因此，有必要通过评估患者的缺血与出血风险来制定个体化的 DAPT 方案。

2. 减少出血的策略

在进行 DAPT 过程中应尽最大可能降低出血并发症的风险，主要措施包括：动脉穿刺入径的选择、识别并纠正可逆性的出血危险因素、选择小剂量的阿司匹林、酌情使用低剂量的 P_2Y_{12} 抑制剂及常规使用质子泵抑制剂。

3. P_2Y_{12} 抑制剂种类的选择

对于接受 PCI 的稳定性冠心病患者、需要同时口服抗凝药物的患者以及有替格瑞洛或普拉格雷禁忌证的急性冠状动脉综合征患者，氯吡格雷属默认的 P_2Y_{12} 抑制剂。如果没有禁忌证，建议急性冠状动脉综合征患者使用替格瑞洛或普拉格雷。

4. P_2Y_{12} 抑制剂的启用时机

何时启用 P_2Y_{12} 抑制剂应取决于所用药物种类（替格瑞洛或氯吡格雷 *vs.* 普拉格雷）和疾病本身（稳定性冠心病 *vs.* 急性冠状动脉综合征及其亚型）。

5. 接受 PCI 的稳定性冠心病患者

无论置入何种金属支架，根据出血风险评估，建议 DAPT 的持续时间为 1～6 个月。如果缺血风险超过出血风险，可以考虑延长 DAPT 的持续时间。

6. 金属支架类型与 DAPT 持续时间

新一代的 DES 替代金属裸支架后，DAPT 的短期方案已不再适用。应当依据缺血和出血风险评估为每例患者制定个体化的 DAPT 方案，而无须考虑支架的类型。

7. 接受 CABG 治疗的稳定性冠心病患者

关于此类患者的 DAPT 方案目前还没有充分的证据，因此暂不予建议。

8. 急性冠状动脉综合征患者

无论最终采取何种血运重建策略（药物治疗、PCI 或者 CABG），默认的 DAPT 持续时间为 12 个月。出血风险高的患者可以考虑缩短 DAPT 至 6 个月；如果患者可以耐受 DAPT 并且无出血并发症，可以考虑 DAPT > 12 个月。

9. 有长期口服抗凝治疗适应证的患者

与单纯口服抗凝药物治疗比较，在口服抗凝药物基础上加用 DAPT 可使出血风险增加至少 2～3 倍。因此，此类患者属出血高危，需要重新评价口服抗凝治疗的适应证，如果有强适应证可以继续口服抗凝治疗。在综合评估缺血（如已处理冠状动脉病变的复杂程度、残余病变的数量、支架置入技术上的考虑及手术的即刻结果）和出血风险的基础上，建议三联抗栓的持续时间 ≤ 6 个月或者在出院时改为双联抗栓。不建议此类患者使用替格瑞洛或者普拉格雷。

10. 冠状动脉支架置入后的患者行择期非心脏外科手术

择期外科手术前应有一个多学科的专家团队对有 DAPT 指征的患者进行全面评估。无论置入何种类型的支架，如果在围手术期允许继续使用阿司匹林，需要停用 P_2Y_{12} 抑制剂的择期外科手术应安排在支架置入至少 1 个月后进行。如果要求在围术期必须停用两种抗血小板药物，尤其在支架置入后的 1 个月内进行外科手术，可考虑使用坎格瑞洛、替罗非班或者依替巴肽进行桥接治疗。

11. 性别与特殊人群

无论男性或女性患者，以及有或无糖尿病的患者，关于 DAPT 的药物组合和持续时间的建议基本相同。既往发生过支架血栓的患者，尤其当支架血栓的原因不可纠正时，应当延长 DAPT 持续时间。如有下肢动脉疾病或接受了复杂 PCI，可以考虑延长 DAPT 持续时间。如果在 DAPT 期间发生活动性出血，建议重新评估 DAPT 的药物组合、剂量和持续时间。对于 DAPT 期间发生活动性出血的患者，尤其在 PCI 术后不久，只有当出血危及生命或出血原因不明或无法进行治疗时，才可以考虑停用两种抗血小板药物。一旦发生此种罕见的情况，应当将患者转移到可行急诊 PCI 的医疗中心（表 10-1）。

表 10-1 性别问题与特殊人群

建议	建议级别	证据水平
建议男性和女性患者采用相同的 DAPT 方案，包括相同的药物组合和持续时间	I	A
对于 DAPT 期间发生活动性出血的患者，建议重新评估 DAPT 的药物组合、剂量和持续时间	I	C
不论是否患有糖尿病，应当考虑采用相同的 DAPT 方案，包括相同的药物组合和持续时间	IIa	B
对于既往发生过支架血栓尤其是缺少可纠正的危险因素（如依从性差或可纠正的支架相关问题）的患者，应当考虑进行延长的（即＞12 个月）DAPT	IIa	C
同时患有下肢动脉疾病的冠心病患者可以考虑进行延长的（如＞12 个月）DAPT	IIb	B
对于接受复杂 PCI 的患者，可以考虑进行延长的（如＞6 个月）DAPT	IIb	B

注：DAPT：双联抗血小板治疗。复杂 PCI 定义：至少置入 3 个支架，至少处理了 3 处病变，采用双支架技术处理分叉病变，支架总长度＞60mm，处理慢性完全闭塞性病变。

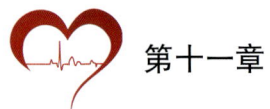

第十一章

重要建议小结

建议级别为Ⅰ或Ⅲ级并且证据水平为A或B的建议见表11-1。

表11-1 建议级别为Ⅰ或Ⅲ级并且证据水平为A或B的建议

建议	建议级别	证据水平
关于P_2Y_{12}抑制剂种类选择和用药时机的建议		
对于急性冠状动脉综合征患者,不论采取何种初始治疗策略,建议替格瑞洛(180mg负荷量,90mg 2次/天)与阿司匹林联用,包括已给予氯吡格雷预处理的患者(开始服用替格瑞洛后停用氯吡格雷),除非有禁忌证	Ⅰ	B
对于行PCI的急性冠状动脉综合征患者,除非存在危及生命的出血风险或其他禁忌证,建议普拉格雷(60mg负荷量,10mg 1次/天)与阿司匹林联用。包括之前未用过P_2Y_{12}抑制剂的NSTE-ACS患者、初始采取保守治疗但有明确PCI指征的STEMI患者以及行直接PCI的STEMI患者	Ⅰ	B
对于已知冠状动脉解剖并且决定行PCI的患者以及STEMI患者,一般建议给予P_2Y_{12}抑制剂预处理	Ⅰ	A
对于接受冠状动脉支架置入的稳定性冠心病患者,以及不能使用替格瑞洛或普拉格雷的急性冠状动脉综合征患者(既往有颅内出血史或有长期口服抗凝指征),建议氯吡格雷(600mg负荷量,75mg 1次/天)与阿司匹林联用	Ⅰ	A
对于接受溶栓治疗的STEMI患者,建议氯吡格雷(年龄≤75岁时给予300mg负荷量,75mg 1次/天)与阿司匹林联用	Ⅰ	A

续表

建议	建议级别	证据水平
对于冠状动脉解剖未知的 NSTE-ACS 患者，不建议给予普拉格雷	III	B
口服 P$_2$Y$_{12}$ 抑制剂之间的转换		
对于之前使用氯吡格雷的急性冠状动脉综合征患者，除非有禁忌证，建议入院后尽早从氯吡格雷转换为替格瑞洛，给予 180mg 负荷量，无论氯吡格雷的用药时机和负荷剂量	I	B
双联抗血小板治疗期间减少出血的措施		
当由技术熟练的术者实施冠状动脉造影和 PCI 时，建议优先选择经桡动脉途径替代经股动脉途径	I	A
对于接受 DAPT 的患者，建议阿司匹林 75～100mg 1 次/天	I	A
建议在接受双联抗血小板治疗时合用质子泵抑制剂	I	B
不建议在支架置入术前和术后常规进行血小板功能检测来调整抗血小板治疗	III	A
行 PCI 的稳定性冠心病患者的 DAPT 持续时间和支架类型选择		
对于置入冠状动脉支架的稳定性冠心病患者，不论支架类型，建议氯吡格雷+阿司匹林的 DAPT 6 个月	I	A
不管计划进行多久的 DAPT，建议首选药物洗脱支架	I	A
行 PCI 的急性冠状动脉综合征患者的 DAPT 持续时间		
对于置入冠状动脉支架的急性冠状动脉综合征患者，除非有禁忌证例如出血高危（PRECISE-DAPT ≥ 25 分），建议联用一种 P$_2$Y$_{12}$ 抑制剂和阿司匹林进行 12 个月的 DAPT	I	A
采取药物保守治疗的急性冠状动脉综合征患者的 DAPT 持续时间		
对于单纯药物保守治疗的急性冠状动脉综合征患者，建议持续服用 P$_2$Y$_{12}$ 抑制剂（替格瑞洛或氯吡格雷）进行 12 个月的 DAPT	I	A
建议首选替格瑞洛而非氯吡格雷，除非替格瑞洛的出血风险超过缺血获益	I	B
不推荐普拉格雷用于药物治疗的急性冠状动脉综合征患者	III	B
行择期非心脏外科手术患者的 DAPT		
如果出血风险可以接受，建议在围术期继续服用阿司匹林，并且在外科手术后尽早恢复推荐剂量的抗血小板治疗	I	B

续表

建议	建议级别	证据水平
对于行择期非心脏外科手术的患者，不建议在支架置入后1个月内中断DAPT	Ⅲ	B
性别因素		
建议男性和女性患者采用相同的DAPT方案，包括相同的药物组合和持续时间	Ⅰ	A

注：PCI：经皮冠状动脉介入治疗；DAPT：双联抗血小板治疗；STEMI：ST段抬高型心肌梗死；NSTE-ACS：非ST段抬高的急性冠状动脉综合征。

参考文献

[1] Population Division. Department of Economic and Social Affairs. United Nations. Revision of World Population Prospects. https: //esa. un. org/unpd/wpp/.

[2] Schömig A, Neumann FJ, Kastrati A, et al. A randomized comparison of antiplatelet and anticoagulant therapy after the placement of coronary-artery stents. N Engl J Med, 1996, 334 (17): 1084-1089.

[3] McFadden EP, Stabile E, Regar E, et al. Late thrombosis in drug-eluting coronary stents after discontinuation of antiplatelet therapy. Lancet, 2004, 364 (9444): 1519-1521.

[4] Valgimigli M, Costa F, Byrne R, et al. Dual antiplatelet therapy duration after coronary stenting in clinical practice: results of an EAPCI survey. EuroIntervention, 2015, 11 (1): 68-74.

[5] Writing Group Members, Mozaffarian D, Benjamin EJ, et al. Heart Disease and Stroke Statistics-2016 Update: A Report From the American Heart Association. Circulation, 2016, 133 (4): e38-360.

[6] Bueno H, Fernández-Avilés F. Use of risk scores in acute coronary syndromes. Heart, 2012, 98 (2): 162-168.

[7] Antman EM, Cohen M, Bernink PJ, et al. The TIMI risk score for unstable angina/non-ST elevation MI: A method for prognostication and therapeutic decision making. JAMA, 2000, 284 (7): 835-842.

[8] Boersma E, Pieper KS, Steyerberg EW, et al. Predictors of outcome in patients with acute coronary syndromes without persistent ST-segment elevation. Results from an international trial of 9461 patients. The PURSUIT Investigators. Circulation, 2000, 101 (22): 2557-2567.

[9] Fox KA, Dabbous OH, Goldberg RJ, et al. Prediction of risk of death and myocardial infarction in the six months after presentation with acute coronary syndrome: prospective multinational observational study (GRACE). BMJ, 2006, 333 (7578): 1091.

[10] Subherwal S, Bach RG, Chen AY, et al. Baseline risk of major bleeding in non-ST-segment-elevation myocardial infarction: the CRUSADE (Can Rapid risk stratification of Unstable angina patients Suppress

ADverse outcomes with Early implementation of the ACC/AHA Guidelines) Bleeding Score. Circulation, 2009, 119 (14): 1873-1882.

[11] Mehran R, Pocock SJ, Nikolsky E, et al. A risk score to predict bleeding in patients with acute coronary syndromes. J Am Coll Cardiol, 2010, 55 (23): 2556-2566.

[12] Mathews R, Peterson ED, Chen AY, et al. In-hospital major bleeding during ST-elevation and non-ST-elevation myocardial infarction care: derivation and validation of a model from the ACTION Registry®-GWTG™. Am J Cardiol, 2011, 107 (8): 1136-1143.

[13] Costa F, Tijssen JG, Ariotti S, et al. Incremental Value of the CRUSADE, ACUITY, and HAS-BLED Risk Scores for the Prediction of Hemorrhagic Events After Coronary Stent Implantation in Patients Undergoing Long or Short Duration of Dual Antiplatelet Therapy. J Am Heart Assoc, 2015, 4 (12).

[14] Mahaffey KW, Yang Q, Pieper KS, et al. Prediction of one-year survival in high-risk patients with acute coronary syndromes: results from the SYNERGY trial. J Gen Intern Med, 2008, 23 (3): 310-316.

[15] Yeh RW, Secemsky EA, Kereiakes DJ, et al. Development and Validation of a Prediction Rule for Benefit and Harm of Dual Antiplatelet Therapy Beyond 1 Year After Percutaneous Coronary Intervention. JAMA, 2016, 315 (16): 1735-1749.

[16] Baber U, Mehran R, Giustino G, et al. Coronary Thrombosis and Major Bleeding After PCI With Drug-Eluting Stents: Risk Scores From PARIS. J Am Coll Cardiol, 2016, 67 (19): 2224-2234.

[17] Mehran R, Baber U, Steg PG, et al. Cessation of dual antiplatelet treatment and cardiac events after percutaneous coronary intervention (PARIS): 2 year results from a prospective observational study. Lancet, 2013, 382 (9906): 1714-1722.

[18] Costa F, van Klaveren D, James S, et al. Derivation and validation of the predicting bleeding complications in patients undergoing stent implantation and subsequent dual antiplatelet therapy (PRECISE-DAPT) score: a pooled analysis of individual-patient datasets from clinical trials. Lancet, 2017, 389 (10073): 1025-1034.

[19] Koskinas KC, Räber L, Zanchin T, et al. Clinical impact of gastrointestinal bleeding in patients undergoing percutaneous coronary interventions. Circ Cardiovasc Interv, 2015, 8 (5).

[20] Wallentin L, Becker RC, Budaj A, et al. Ticagrelor versus clopidogrel in patients with acute coronary syndromes. N Engl J Med, 2009, 361 (11): 1045-1057.

[21] Bertrand ME, Rupprecht HJ, Urban P, et al. Double-blind study of the safety of clopidogrel with and without a loading dose in combination with aspirin compared with ticlopidine in combination with aspirin after coronary stenting: the clopidogrel aspirin stent international cooperative study (CLASSICS). Circulation, 2000, 102 (6): 624-629.

参考文献

[22] Campo G, Valgimigli M, Gemmati D, et al. Poor responsiveness to clopidogrel: drug-specific or class-effect mechanism？Evidence from a clopidogrel-to-ticlopidine crossover study. J Am Coll Cardiol, 2007, 50 (12): 1132-1137.

[23] Wiviott SD, Braunwald E, McCabe CH, et al. Prasugrel versus clopidogrel in patients with acute coronary syndromes. N Engl J Med, 2007, 357 (20): 2001-2015.

[24] Roe MT, Armstrong PW, Fox KA, et al. Prasugrel versus clopidogrel for acute coronary syndromes without revascularization. N Engl J Med, 2012, 367 (14): 1297-1309.

[25] Montalescot G, Bolognese L, Dudek D, et al. Pretreatment with prasugrel in non-ST-segment elevation acute coronary syndromes. N Engl J Med, 2013, 369 (11): 999-1010.

[26] Mauri L, Kereiakes DJ, Yeh RW, et al. Twelve or 30 months of dual antiplatelet therapy after drug-eluting stents. N Engl J Med, 2014, 371 (4): 2155–2166.

[27] Garratt KN, Weaver WD, Jenkins RG, et al. Prasugrel plus aspirin beyond 12 months is associated with improved outcomes after TAXUS Liberté paclitaxel-eluting coronary stent placement. Circulation. 2015, 131 (1): 62-73.

[28] Montalescot G, van 't Hof AW, Lapostolle F, et al. Prehospital ticagrelor in ST-segment elevation myocardial infarction. N Engl J Med, 2014, 371 (11): 1016-1027.

[29] Bonaca MP, Bhatt DL, Cohen M, et al. Long-term use of ticagrelor in patients with prior myocardial infarction. N Engl J Med, 2015, 372 (19): 1791-1800.

[30] Armstrong PW, Gershlick AH, Goldstein P, et al. Fibrinolysis or primary PCI in ST-segment elevation myocardial infarction. N Engl J Med, 2013, 368 (1): 1379-1387.

[31] Sabatine MS, Cannon CP, Gibson CM, et al. Addition of clopidogrel to aspirin and fibrinolytic therapy for myocardial infarction with ST-segment elevation. N Engl J Med, 2005, 352 (12): 1179-1189.

[32] Chen ZM, Jiang LX, Chen YP, et al. Addition of clopidogrel to aspirin in 45, 852 patients with acute myocardial infarction: randomised placebo-controlled trial. Lancet, 2005, 366 (9497): 1607-1621.

[33] Montalescot G, Wiviott SD, Braunwald E, et al. Prasugrel compared with clopidogrel in patients undergoing percutaneous coronary intervention for ST-elevation myocardial infarction (TRITON-TIMI 38): double-blind, randomised controlled trial. Lancet, 2009, 373 (9665): 723-731.

[34] Roffi M, Patrono C, Collet JP, et al. 2015 ESC Guidelines for the management of acute coronary syndromes in patients presenting without persistent ST-segment elevation: Task Force for the Management of Acute Coronary Syndromes in Patients Presenting without Persistent ST-Segment Elevation of the European Society of Cardiology (ESC). Eur Heart J, 2016, 37 (3): 267-315.

[35] Valgimigli M. Pretreatment with P_2Y_{12} inhibitors in non-ST-segment-elevation acute coronary syndrome is

[36] Collet JP, Silvain J, Bellemain-Appaix A, et al. Pretreatment with P_2Y_{12} inhibitors in non-ST-Segment-elevation acute coronary syndrome: an outdated and harmful strategy. Circulation, 2014, 130 (21): 1904-1914, discussion 1914.

[37] Rollini F, Franchi F, Angiolillo DJ. Switching P_2Y_{12}-receptor inhibitors in patients with coronary artery disease. Nat Rev Cardiol, 2016, 13 (1): 11-27.

[38] Bellemain-Appaix A, O'Connor SA, Silvain J, et al. Association of clopidogrel pretreatment with mortality, cardiovascular events, and major bleeding among patients undergoing percutaneous coronary intervention: a systematic review and meta-analysis. JAMA, 2012, 308 (23): 2507-2516.

[39] Steinhubl SR, Berger PB, Mann JT 3rd, et al. Early and sustained dual oral antiplatelet therapy following percutaneous coronary intervention: a randomized controlled trial. JAMA, 2002, 288 (19): 2411-2420.

[40] Yusuf S, Zhao F, Mehta SR, et al. Effects of clopidogrel in addition to aspirin in patients with acute coronary syndromes without ST-segment elevation. N Engl J Med, 2001, 345 (7): 494-502.

[41] Steg PG, Huber K, Andreotti F, et al. Bleeding in acute coronary syndromes and percutaneous coronary interventions: position paper by the Working Group on Thrombosis of the European Society of Cardiology. Eur Heart J, 2011, 32 (15): 1854-1864.

[42] Valgimigli M, Costa F, Lokhnygina Y, et al. Trade-off of myocardial infarction *vs.* bleeding types on mortality after acute coronary syndrome: lessons from the Thrombin Receptor Antagonist for Clinical Event Reduction in Acute Coronary Syndrome (TRACER) randomized trial. Eur Heart J, 2017, 38 (11): 804-810.

[43] Valgimigli M, Gagnor A, Calabró P, et al. Radial versus femoral access in patients with acute coronary syndromes undergoing invasive management: a randomised multicentre trial. Lancet, 2015, 385 (9986): 2465-2476.

[44] Ferrante G, Rao SV, Jüni P, et al. Radial Versus Femoral Access for Coronary Interventions Across the Entire Spectrum of Patients With Coronary Artery Disease: A Meta-Analysis of Randomized Trials. JACC Cardiovasc Interv, 2016, 9 (14): 1419-1434.

[45] Antithrombotic Trialists' Collaboration. Collaborative meta-analysis of randomised trials of antiplatelet therapy for prevention of death, myocardial infarction, and stroke in high risk patients. BMJ, 2002, 324 (7329): 71-86.

[46] Lorenz RL, Schacky CV, Weber M, et al. Improved aortocoronary bypass patency by low-dose aspirin (100 mg daily). Effects on platelet aggregation and thromboxane formation. Lancet, 1984, 1 (8389): 1261-1264.

[47] Peters RJ, Mehta SR, Fox KA, et al. Effects of aspirin dose when used alone or in combination with

clopidogrel in patients with acute coronary syndromes: observations from the Clopidogrel in Unstable angina to prevent Recurrent Events (CURE) study. Circulation, 2003, 108 (14): 1682-1687.

[48] Serebruany VL, Steinhubl SR, Berger PB, et al. Analysis of risk of bleeding complications after different doses of aspirin in 192, 036 patients enrolled in 31 randomized controlled trials. Am J Cardiol, 2005, 95 (10): 1218-1222.

[49] Jolly SS, Pogue J, Haladyn K, et al. Effects of aspirin dose on ischaemic events and bleeding after percutaneous coronary intervention: insights from the PCI-CURE study. Eur Heart J, 2009, 30 (8): 900-907.

[50] Xian Y, Wang TY, McCoy LA, et al. Association of Discharge Aspirin Dose With Outcomes After Acute Myocardial Infarction: Insights From the Treatment with ADP Receptor Inhibitors: Longitudinal Assessment of Treatment Patterns and Events after Acute Coronary Syndrome (TRANSLATE-ACS) Study. Circulation, 2015, 132 (3): 174-181.

[51] Steinhubl SR, Bhatt DL, Brennan DM, et al. Aspirin to prevent cardiovascular disease: the association of aspirin dose and clopidogrel with thrombosis and bleeding. Ann Intern Med, 2009, 150 (6): 379-386.

[52] Mehta SR, Tanguay JF, Eikelboom JW, et al. Double-dose versus standard-dose clopidogrel and high-dose versus low-dose aspirin in individuals undergoing percutaneous coronary intervention for acute coronary syndromes (CURRENT-OASIS 7): a randomised factorial trial. Lancet, 2010, 376 (9748): 1233-1243.

[53] Montalescot G, Drobinski G, Maclouf J, et al. Evaluation of thromboxane production and complement activation during myocardial ischemia in patients with angina pectoris. Circulation, 1991, 84 (5): 2054-2062.

[54] Patrono C, Ciabattoni G, Patrignani P, et al. Clinical pharmacology of platelet cyclooxygenase inhibition. Circulation, 1985, 72 (6): 1177-1184.

[55] Mahaffey KW, Wojdyla DM, Carroll K, et al. Ticagrelor compared with clopidogrel by geographic region in the Platelet Inhibition and Patient Outcomes (PLATO) trial. Circulation, 2011, 124 (5): 544-554.

[56] Aradi D, Kirtane A, Bonello L, et al. Bleeding and stent thrombosis on P_2Y_{12}-inhibitors: collaborative analysis on the role of platelet reactivity for risk stratification after percutaneous coronary intervention. Eur Heart J, 2015, 36 (27): 1762-1771.

[57] Bonello L, Tantry US, Marcucci R, et al. Consensus and future directions on the definition of high on-treatment platelet reactivity to adenosine diphosphate. J Am Coll Cardiol, 2010, 56 (12): 919-933.

[58] Collet JP, Cuisset T, Rangé G, et al. Bedside monitoring to adjust antiplatelet therapy for coronary stenting. N Engl J Med, 2012, 367 (22): 2100-2109.

[59] Trenk D, Stone GW, Gawaz M, et al. A randomized trial of prasugrel versus clopidogrel in patients with

high platelet reactivity on clopidogrel after elective percutaneous coronary intervention with implantation of drug-eluting stents: results of the TRIGGER-PCI (Testing Platelet Reactivity In Patients Undergoing Elective Stent Placement on Clopidogrel to Guide Alternative Therapy With Prasugrel) study. J Am Coll Cardiol, 2012, 59 (24): 2159-2164.

[60] Price MJ, Berger PB, Teirstein PS, et al. Standard- vs high-dose clopidogrel based on platelet function testing after percutaneous coronary intervention: the GRAVITAS randomized trial. JAMA, 2011, 305 (11): 1097-1105.

[61] Montalescot G, Vicaut E, Collet JP. Bedside monitoring of antiplatelet therapy for coronary stenting. N Engl J Med, 2013, 368 (9): 871-872.

[62] Lim GB. Antiplatelet therapy. ARCTIC leaves platelet testing out in the cold. Nat Rev Cardiol, 2013, 10 (1): 2.

[63] De Miguel Castro A, Nieto AD, Pérez de Prado A. Letter by De Miguel Castro et al regarding article, "Platelet reactivity and cardiovascular outcomes after percutaneous coronary intervention: a time-dependent analysis of the gauging responsiveness with a VerifyNow P_2Y_{12} assay: impact on Thrombosis and Safety (GRAVITAS) trial". Circulation, 2012, 125 (14): e570, author reply e571-572.

[64] Cayla G, Cuisset T, Silvain J, et al. Platelet function monitoring to adjust antiplatelet therapy in elderly patients stented for an acute coronary syndrome (ANTARCTIC): an open-label, blinded-endpoint, randomised controlled superiority trial. Lancet, 2016, 388 (10055): 2015-2022.

[65] Mega JL, Simon T, Collet JP, et al. Reduced-function CYP2C19 genotype and risk of adverse clinical outcomes among patients treated with clopidogrel predominantly for PCI: a meta-analysis. JAMA, 2010, 304 (16): 1821-1830.

[66] Collet JP, Kerneis M, Hulot JS, et al. Point-of-care genetic profiling and/or platelet function testing in acute coronary syndrome. Thromb Haemost, 2016, 115 (2): 382-391.

[67] Roberts JD, Wells GA, Le May MR, et al. Point-of-care genetic testing for personalisation of antiplatelet treatment (RAPID GENE): a prospective, randomised, proof-of-concept trial. Lancet, 2012, 379 (9827): 1705-1711.

[68] Shuldiner AR, O'Connell JR, Bliden KP, et al. Association of cytochrome P450 2C19 genotype with the antiplatelet effect and clinical efficacy of clopidogrel therapy. JAMA, 2009, 302 (8): 849-857.

[69] Hochholzer W, Trenk D, Fromm MF, et al. Impact of cytochrome P450 2C19 loss-of-function polymorphism and of major demographic characteristics on residual platelet function after loading and maintenance treatment with clopidogrel in patients undergoing elective coronary stent placement. Journal of the American College of Cardiology, 2010, 55 (22): 2427-2434.

参考文献

[70] Agewall S, Cattaneo M, Collet JP, et al. Expert position paper on the use of proton pump inhibitors in patients with cardiovascular disease and antithrombotic therapy. Eur Heart J, 2013, 34 (23): 1708-1713, 1713a-1713b.

[71] Lai KC, Lam SK, Chu KM, et al. Lansoprazole for the prevention of recurrences of ulcer complications from long-term low-dose aspirin use. N Engl J Med, 2002, 346 (26): 2033-2038.

[72] Taha AS, McCloskey C, Prasad R, et al. Famotidine for the prevention of peptic ulcers and oesophagitis in patients taking low-dose aspirin (FAMOUS): a phase Ⅲ, randomised, double-blind, placebo-controlled trial. Lancet, 2009, 374 (9684): 119-125.

[73] Small DS, Farid NA, Payne CD, et al. Effects of the proton pump inhibitor lansoprazole on the pharmacokinetics and pharmacodynamics of prasugrel and clopidogrel. J Clin Pharmacol, 2008, 48 (4): 475-484.

[74] Sibbing D, Morath T, Stegherr J, et al. Impact of proton pump inhibitors on the antiplatelet effects of clopidogrel. Thromb Haemost, 2009, 101 (4): 714-719.

[75] Gilard M, Arnaud B, Cornily JC, et al. Influence of omeprazole on the antiplatelet action of clopidogrel associated with aspirin: the randomized, double-blind OCLA (Omeprazole CLopidogrel Aspirin) study. J Am Coll Cardiol, 2008, 51 (3): 256-260.

[76] O'Donoghue ML, Braunwald E, Antman EM, et al. Pharmacodynamic effect and clinical efficacy of clopidogrel and prasugrel with or without a proton-pump inhibitor: an analysis of two randomised trials. Lancet, 2009, 374 (9694): 989-997.

[77] Norgard NB, Mathews KD, Wall GC. Drug-drug interaction between clopidogrel and the proton pump inhibitors. Ann Pharmacother, 2009, 43 (7): 1266-1274.

[78] Shah NH, LePendu P, Bauer-Mehren A, Proton Pump Inhibitor Usage and the Risk of Myocardial Infarction in the General Population. PLoS One, 2015, 10 (6): e0124653.

[79] Bhatt DL, Cryer BL, Contant CF, et al. Clopidogrel with or without omeprazole in coronary artery disease. N Engl J Med, 2010, 363 (20): 1909-1917.

[80] Gargiulo G, Costa F, Ariotti S, et al. Impact of proton pump inhibitors on clinical outcomes in patients treated with a 6-or24-month dual-antiplatelet therapy duration: Insights from the PROlonging Dual-antiplatelet treatment after Grading stent-induced Intimal hyperplasia studY trial. Am Heart J, 2016, 174: 95-102.

[81] Goodman SG, Clare R, Pieper KS, et al. Association of proton pump inhibitor use on cardiovascular outcomes with clopidogrel and ticagrelor: insights from the platelet inhibition and patient outcomes trial. Circulation, 2012, 125 (8): 978-986.

[82] Becker RC, Bassand JP, Budaj A, et al. Bleeding complications with the P_2Y_{12} receptor antagonists clopidogrel and ticagrelor in the PLATelet inhibition and patient Outcomes (PLATO) trial. Eur Heart J, 2011, 32 (23): 2933-2944.

[83] de la Coba Ortiz C, Argüelles Arias F, Martín de Argila de Prados C, et al. Proton-pump inhibitors adverse effects: a review of the evidence and position statement by the Sociedad Española de Patología Digestiva. Rev Esp Enferm Dig, 2016, 108 (4): 207-224.

[84] Kerneis M, Silvain J, Abtan J, et al. Switching acute coronary syndrome patients from prasugrel to clopidogrel. JACC Cardiovasc Interv, 2013, 6 (2): 158-165.

[85] Stone GW, Witzenbichler B, Weisz G, et al. Platelet reactivity and clinical outcomes after coronary artery implantation of drug-eluting stents (ADAPT-DES): a prospective multicentre registry study. Lancet, 2013, 382 (9892): 614-623.

[86] Moukarbel GV, Bhatt DL. Antiplatelet therapy and proton pump inhibition: clinician update. Circulation, 2012, 125 (2): 375-380.

[87] Fortuna LA, Pawloski PA, Parker ED, et al. Proton pump inhibitor use by aspirin-treated coronary artery disease patients is not associated with increased risk of cardiovascular events. Eur Heart J Cardiovasc Pharmacother, 2016, 2 (1): 13-19.

[88] Cannon CP, Harrington RA, James S, et al. Comparison of ticagrelor with clopidogrel in patients with a planned invasive strategy for acute coronary syndromes (PLATO): a randomised double-blind study. Lancet, 2010, 375 (9711): 283-293.

[89] Bagai A, Peterson ED, Honeycutt E, et al. In-hospital switching between adenosine diphosphate receptor inhibitors in patients with acute myocardial infarction treated with percutaneous coronary intervention: Insights into contemporary practice from the TRANSLATE-ACS study. Eur Heart J Acute Cardiovasc Care, 2015, 4 (6): 499-508.

[90] Clemmensen P, Grieco N, Ince H, et al. MULTInational non-interventional study of patients with ST-segment elevation myocardial infarction treated with PRimary Angioplasty and Concomitant use of upstream antiplatelet therapy with prasugrel or clopidogrel--the European MULTIPRAC Registry. Eur Heart J Acute Cardiovasc Care, 2015, 4 (3): 220-229.

[91] Alexopoulos D, Xanthopoulou I, Deftereos S, et al. In-hospital switching of oral P_2Y_{12} inhibitor treatment in patients with acute coronary syndrome undergoing percutaneous coronary intervention: prevalence, predictors and short-term outcome. Am Heart J, 2014, 167 (1): 68-76, e2.

[92] Franchi F, Faz GT, Rollini F, et al. Pharmacodynamic Effects of Switching From Prasugrel to Ticagrelor: Results of the Prospective, Randomized SWAP-3 Study. JACC Cardiovasc Interv, 2016, 9 (11):

1089-1098.

[93] Angiolillo DJ, Curzen N, Gurbel P, et al. Pharmacodynamic evaluation of switching from ticagrelor to prasugrel in patients with stable coronary artery disease: Results of the SWAP-2 Study (Switching Anti Platelet-2). J Am Coll Cardiol, 2014, 63 (15): 1500-1509.

[94] Angiolillo DJ, Saucedo JF, Deraad R, et al. Increased platelet inhibition after switching from maintenance clopidogrel to prasugrel in patients with acute coronary syndromes: results of the SWAP (SWitching Anti Platelet)study. J Am Coll Cardiol, 2010, 56 (13): 1017-1023.

[95] Bhatt DL, Fox KA, Hacke W, et al. Clopidogrel and aspirin versus aspirin alone for the prevention of atherothrombotic events. N Engl J Med, 2006, 354 (16): 1706-1717.

[96] Bertrand ME, Legrand V, Boland J, et al. Randomized multicenter comparison of conventional anticoagulation versus antiplatelet therapy in unplanned and elective coronary stenting. The full anticoagulation versus aspirin and ticlopidine (fantastic) study. Circulation, 1998, 98 (16): 1597-1603.

[97] Urban P, Macaya C, Rupprecht HJ, et al. Randomized evaluation of anticoagulation versus antiplatelet therapy after coronary stent implantation in high-risk patients: the multicenter aspirin and ticlopidine trial after intracoronary stenting (MATTIS). Circulation, 1998, 98 (20): 2126-2132.

[98] Yeh RW, Kereiakes DJ, Steg PG, et al. Benefits and Risks of Extended Duration Dual Antiplatelet Therapy After PCI in Patients With and Without Acute Myocardial Infarction. J Am Coll Cardiol, 2015, 65 (20): 2211-2221.

[99] Costa F, Vranckx P, Leonardi S, et al. Impact of clinical presentation on ischaemic and bleeding outcomes in patients receiving 6- or 24-month duration of dual-antiplatelet therapy after stent implantation: a pre-specified analysis from the PRODIGY (Prolonging Dual-Antiplatelet Treatment After Grading Stent-Induced Intimal Hyperplasia) trial. Eur Heart J, 2015, 36 (20): 1242-1251.

[100] Gwon HC, Hahn JY, Park KW, et al. Six-month versus 12-month dual antiplatelet therapy after implantation of drug-eluting stents: the Efficacy of Xience/Promus Versus Cypher to Reduce Late Loss After Stenting (EXCELLENT)randomized, multicenter study. Circulation, 2012, 125 (3): 505-513.

[101] Valgimigli M, Campo G, Monti M, et al. Short-versus long-term duration of dual-antiplatelet therapy after coronary stenting: a randomized multicenter trial. Circulation, 2012, 125 (16): 2015-2026.

[102] Gilard M, Barragan P, Noryani AAL, et al. 6-versus 24-month dual antiplatelet therapy after implantation of drug-eluting stents in patients nonresistant to aspirin: the randomized, multicenter ITALIC trial. J Am Coll Cardiol, 2015, 65 (8): 777-786.

[103] Colombo A, Chieffo A, Frasheri A, et al. Second-generation drug-eluting stent implantation followed by 6-versus 12-month dual antiplatelet therapy: the SECURITY randomized clinical trial. J Am Coll Cardiol,

2014, 64 (20): 2086-2097.

[104] Schulz-Schüpke S, Byrne RA, Ten Berg JM, et al. ISAR-SAFE: a randomized, double-blind, placebo-controlled trial of 6 *vs.* 12 months of clopidogrel therapy after drug-eluting stenting. Eur Heart J, 2015, 36 (20): 1252-1263.

[105] Kim BK, Hong MK, Shin DH, et al. A new strategy for discontinuation of dual antiplatelet therapy: the RESET Trial (REal Safety and Efficacy of 3-month dual antiplatelet Therapy following Endeavor zotarolimus-eluting stent implantation). J Am Coll Cardiol, 2012, 60 (15): 1340-1348.

[106] Feres F, Costa RA, Abizaid A, et al. Three vs twelve months of dual antiplatelet therapy after zotarolimus-eluting stents: the OPTIMIZE randomized trial. JAMA, 2013, 310 (23): 2510-2522.

[107] Palmerini T, Benedetto U, Bacchi-Reggiani L, et al. Mortality in patients treated with extended duration dual antiplatelet therapy after drug-eluting stent implantation: a pairwise and Bayesian network meta-analysis of randomised trials. Lancet, 2015, 385 (9985): 2371-2382.

[108] Navarese EP, Andreotti F, Schulze V, et al. Optimal duration of dual antiplatelet therapy after percutaneous coronary intervention with drug eluting stents: meta-analysis of randomised controlled trials. BMJ, 2015, 350: h1618.

[109] Giustino G, Baber U, Sartori S, et al. Duration of dual antiplatelet therapy after drug-eluting stent implantation: a systematic review and meta-analysis of randomized controlled trials. J Am Coll Cardiol, 2015, 65 (13): 1298-1310.

[110] Mauri L, Yeh RW, Kereiakes DJ. Duration of dual antiplatelet therapy after drug-eluting stents. N Engl J Med, 2015, 372 (14): 1373-1374.

[111] Lee CW, Ahn JM, Park DW, et al. Optimal duration of dual antiplatelet therapy after drug-eluting stent implantation: a randomized, controlled trial. Circulation, 2014, 129 (3): 304-312.

[112] Collet JP, Silvain J, Barthélémy O, et al. Dual-antiplatelet treatment beyond 1 year after drug-eluting stent implantation (ARCTIC-Interruption): a randomised trial. Lancet, 2014, 384 (9954): 1577-1585.

[113] Bittl JA, Baber U, Bradley SM, et al. Duration of Dual Antiplatelet Therapy: A Systematic Review for the 2016 ACC/AHA Guideline Focused Update on Duration of Dual Antiplatelet Therapy in Patients With Coronary Artery Disease: a report of the American College of Cardiology/American Heart Association Task Force on Clinical Practice Guidelines. J Am Coll Cardiol, 2016, 68 (10): 1116-1139.

[114] Valgimigli M, Borghesi M, Tebaldi M, et al. Should duration of dual antiplatelet therapy depend on the type and/or potency of implanted stent？ A pre-specified analysis from the PROlonging Dual antiplatelet treatment after Grading stent-induced Intimal hyperplasia studY (PRODIGY). Eur Heart J, 2013, 34 (12): 909-919.

[115] Hermiller JB, Krucoff MW, Kereiakes DJ, et al. Benefits and Risks of Extended Dual Antiplatelet Therapy After Everolimus-Eluting Stents. JACC Cardiovasc Interv, 2016, 9 (2): 138-147.

[116] Sharma A, Sharma SK, Vallakati A, et al. Duration of dual antiplatelet therapy after various drug-eluting stent implantation. Int J Cardiol, 2016, 215: 157-166.

[117] Palmerini T, Stone GW. Optimal duration of dual antiplatelet therapy after drug-eluting stent implantation: conceptual evolution based on emerging evidence. Eur Heart J, 2016, 37 (4): 353-364.

[118] Ellis SG, Kereiakes DJ, Metzger DC, et al. Everolimus-Eluting Bioresorbable Scaffolds for Coronary Artery Disease. N Engl J Med, 2015, 373 (20): 1905-1915.

[119] Cassese S, Byrne RA, Ndrepepa G, et al. Everolimus-eluting bioresorbable vascular scaffolds versus everolimus-eluting metallic stents: a meta-analysis of randomised controlled trials. Lancet, 2016, 387 (10018): 537-544.

[120] Serruys PW, Chevalier B, Sotomi Y, et al. Comparison of an everolimus-eluting bioresorbable scaffold with an everolimus-eluting metallic stent for the treatment of coronary artery stenosis (ABSORB II): a 3 year, randomised, controlled, single-blind, multicentre clinical trial. Lancet, 2016, 388 (10059): 2479-2491.

[121] Räber L, Brugaletta S, Yamaji K, et al. Very Late Scaffold Thrombosis: Intracoronary Imaging and Histopathological and Spectroscopic Findings. J Am Coll Cardiol, 2015, 66 (17): 1901-1914.

[122] Alfonso F, Pérez-Vizcayno MJ, Cárdenas A, et al. A Prospective Randomized Trial of Drug-Eluting Balloons Versus Everolimus-Eluting Stents in Patients With In-Stent Restenosis of Drug-Eluting Stents: The RIBS IV Randomized Clinical Trial. J Am Coll Cardiol, 2015, 66 (1): 23-33.

[123] Xu B, Gao R, Wang J, et al. A prospective, multicenter, randomized trial of paclitaxel-coated balloon versus paclitaxel-eluting stent for the treatment of drug-eluting stent in-stent restenosis: results from the PEPCAD China ISR trial. Jacc Cardiovascular Interventions, 2014, 7 (2): 204-211.

[124] Byrne RA, Neumann FJ, Mehilli J, et al. Paclitaxel-eluting balloons, paclitaxel-eluting stents, and balloon angioplasty in patients with restenosis after implantation of a drug-eluting stent (ISAR-DESIRE 3): a randomised, open-label trial. Lancet, 2013, 381 (9865): 461-467.

[125] Wöhrle J, Zadura M, Möbius-Winkler S, et al. SeQuentPlease World Wide Registry: clinical results of SeQuent please paclitaxel-coated balloon angioplasty in a large-scale, prospective registry study. J Am Coll Cardiol, 2012, 60 (18): 1733-1738.

[126] Han Y, Xu B, Xu K, et al. Six Versus 12 months of dual antiplatelet therapy after implantation of biodegradable polymer sirolimus-eluting stent: randomized substudy of the I-LOVE-IT 2 trial. Circ Cardiovasc Interv, 2016, 9 (2): e003145.

[127] Hong SJ, Shin DH, Kim JS, et al. 6-month versus 12-month dual-antiplatelet therapy following long everolimus-eluting stent implantation: the IVUS-XPL randomized clinical trial. JACC Cardiovasc Interv, 2016, 9 (14): 1438-1446.

[128] Kereiakes DJ, Yeh RW, Massaro JM, et al. Antiplatelet therapy duration following bare metal or drug-eluting coronary stents: the dual antiplatelet therapy randomized clinical trial. JAMA, 2015, 313 (11): 1113-1121.

[129] Valgimigli M, Patialiakas A, Thury A, et al. Zotarolimus-eluting versus bare-metal stents in uncertain drug-eluting stent candidates. J Am Coll Cardiol, 2015, 65 (8): 805-815.

[130] Valgimigli M, Patialiakas A, Thury A, et al. Zotarolimus-eluting versus bare-metal stents in uncertain drug-eluting stent candidates. J Am Coll Cardiol, 2015, 65 (8): 805-815.

[131] Valgimigli M, Sabaté M, Kaiser C, et al. Effects of cobalt-chromium everolimus eluting stents or bare metal stent on fatal and non-fatal cardiovascular events: patient level meta-analysis. BMJ, 2014, 349: g6427.

[132] Bønaa KH, Mannsverk J, Wiseth R, et al. Drug-Eluting or Bare-Metal Stents for Coronary Artery Disease. N Engl J Med, 2016, 375 (13): 1242-1252.

[133] Alfonso F, Pérez-Vizcayno MJ, Cárdenas A, et al. A randomized comparison of drug-eluting balloon versus everolimus-eluting stent in patients with bare-metal stent-in-stent restenosis: the RIBS V Clinical Trial (Restenosis Intra-stent of Bare Metal Stents: paclitaxel-eluting balloon *vs.* everolimus-eluting stent). J Am Coll Cardiol, 2014, 63 (14): 1378-1386.

[134] Byrne RA, Serruys PW, Baumbach A, et al. Report of a European Society of Cardiology-European Association of Percutaneous Cardiovascular Interventions task force on the evaluation of coronary stents in Europe: executive summary. Eur Heart J, 2015, 36 (38): 2608-2620.

[135] Bhatt DL, Flather MD, Hacke W, et al. Patients with prior myocardial infarction, stroke, or symptomatic peripheral arterial disease in the CHARISMA trial. J Am Coll Cardiol, 2007, 49 (19): 1982-1988.

[136] Wiviott SD, White HD, Ohman EM, et al. Prasugrel versus clopidogrel for patients with unstable angina or non-ST-segment elevation myocardial infarction with or without angiography: a secondary, prespecified analysis of the TRILOGY ACS trial. Lancet, 2013, 382 (9892): 605-613.

[137] Scirica BM, Bonaca MP, Braunwald E, et al. Vorapaxar for secondary prevention of thrombotic events for patients with previous myocardial infarction: a prespecified subgroup analysis of the TRA 2°P-TIMI 50 trial. Lancet, 2012, 380 (9850): 1317-1324.

[138] Ndrepepa G, Berger PB, Mehilli J, et al. Periprocedural bleeding and 1-year outcome after percutaneous coronary interventions: appropriateness of including bleeding as a component of a quadruple end point. J

Am Coll Cardiol, 2008, 51 (7): 690-697.

[139] Bonaca MP, Bhatt DL, Steg PG, et al. Ischaemic risk and efficacy of ticagrelor in relation to time from P_2Y_{12} inhibitor withdrawal in patients with prior myocardial infarction: insights from PEGASUS-TIMI 54. Eur Heart J, 2016, 37 (14): 1133-1142.

[140] Bonaca MP, Bhatt DL, Storey RF, et al. Ticagrelor for Prevention of Ischemic Events After Myocardial Infarction in Patients With Peripheral Artery Disease. J Am Coll Cardiol, 2016, 67 (23): 2719-2728.

[141] Udell JA, Bonaca MP, Collet JP, et al. Long-term dual antiplatelet therapy for secondary prevention of cardiovascular events in the subgroup of patients with previous myocardial infarction: a collaborative meta-analysis of randomized trials. Eur Heart J, 2016, 37 (4): 390-399.

[142] Costa F, Adamo M, Ariotti S, et al. Impact of greater than 12-month dual antiplatelet therapy duration on mortality: Drug-specific or a class-effect? A meta-analysis. Int J Cardiol, 2015, 201: 179-181.

[143] Palmerini T, Riva DD, Benedetto U, et al. Three, six, or twelve months of dual antiplatelet therapy after DES implantation in patients with or without acute coronary syndromes: an individual patient data pairwise and network meta-analysis of six randomized trials and 11 473 patients. European Heart Journal, 2017, 38 (14): 1034-1043.

[144] Magnani G, Storey RF, Steg G, et al. Efficacy and safety of ticagrelor for long-term secondary prevention of atherothrombotic events in relation to renal function: insights from the PEGASUS-TIMI 54 trial. Eur Heart J, 2016, 37 (4): 400-408.

[145] Bhatt DL, Bonaca MP, Bansilal S, et al. Reduction in Ischemic Events With Ticagrelor in Diabetic Patients With Prior Myocardial Infarction in PEGASUS-TIMI 54. J Am Coll Cardiol, 2016, 67 (23): 2732-2740.

[146] Vranckx P, Valgimigli M, Windecker S, et al. Long-term ticagrelor monotherapy versus standard dual antiplatelet therapy followed by aspirin monotherapy in patients undergoing biolimus-eluting stent implantation: rationale and design of the GLOBAL LEADERS trial. EuroIntervention, 2016, 12 (10): 1239-1245.

[147] Fox KA, Mehta SR, Peters R, et al. Benefits and risks of the combination of clopidogrel and aspirin in patients undergoing surgical revascularization for non-ST-elevation acute coronary syndrome: the Clopidogrel in Unstable angina to prevent Recurrent ischemic Events (CURE) Trial. Circulation, 2004, 110 (10): 1202-1208.

[148] Verma S, Goodman SG, Mehta SR, et al. Should dual antiplatelet therapy be used in patients following coronary artery bypass surgery? A meta-analysis of randomized controlled trials. BMC Surg, 2015, 15 (1): 112.

[149] Deo SV, Dunlay SM, Shah IK, et al. Dual anti-platelet therapy after coronary artery bypass grafting: is

there any benefit？A systematic review and meta-analysis. J Card Surg, 2013, 28 (2): 109-116.

[150] Held C, Asenblad N, Bassand JP, et al. Ticagrelor versus clopidogrel in patients with acute coronary syndromes undergoing coronary artery bypass surgery: results from the PLATO (Platelet Inhibition and Patient Outcomes) trial. J Am Coll Cardiol, 2011, 57 (6): 672-684.

[151] Smith PK, Goodnough LT, Levy JH, et al. Mortality benefit with prasugrel in the TRITON-TIMI 38 coronary artery bypass grafting cohort: risk-adjusted retrospective data analysis. J Am Coll Cardiol, 2012, 60 (5): 388-396.

[152] Hansson EC, Jidéus L, Åberg B, et al. Coronary artery bypass grafting-related bleeding complications in patients treated with ticagrelor or clopidogrel: a nationwide study. Eur Heart J, 2016, 37 (2): 189-197.

[153] Tomšič A, Schotborgh MA, Manshanden JS, et al. Coronary artery bypass grafting-related bleeding complications in patients treated with dual antiplatelet treatment. Eur J Cardiothorac Surg, 2016, 50 (5): 849-856.

[154] Pickard AS, Becker RC, Schumock GT, et al. Clopidogrel-associated bleeding and related complications in patients undergoing coronary artery bypass grafting. Pharmacotherapy, 2008, 28 (3): 376-392.

[155] Purkayastha S, Athanasiou T, Malinovski V, et al. Does clopidogrel affect outcome after coronary artery bypass grafting？A meta-analysis. Heart, 2006, 92 (4): 531-532.

[156] Authors/Task Force members, Windecker S, Kolh P, et al. 2014 ESC/EACTS Guidelines on myocardial revascularization: The Task Force on Myocardial Revascularization of the European Society of Cardiology (ESC) and the European Association for Cardio-Thoracic Surgery (EACTS)Developed with the special contribution of the European Association of Percutaneous Cardiovascular Interventions (EAPCI). Eur Heart J, 2014, 35 (37): 2541-2619.

[157] Ferraris VA, Saha SP, Oestreich JH, et al. 2012 update to the Society of Thoracic Surgeons guideline on use of antiplatelet drugs in patients having cardiac and noncardiac operations. Ann Thorac Surg, 2012, 94 (5): 1761-1781.

[158] Wallentin L. P_2Y_{12} inhibitors: differences in properties and mechanisms of action and potential consequences for clinical use. Eur Heart J, 2009, 30 (16): 1964-1977.

[159] Gurbel PA, Bliden KP, Butler K, et al. Randomized double-blind assessment of the ONSET and OFFSET of the antiplatelet effects of ticagrelor versus clopidogrel in patients with stable coronary artery disease: the ONSET/OFFSET study. Circulation, 2009, 120 (25): 2577-2585.

[160] Gherli R, Mariscalco G, Dalén M, et al. Safety of Preoperative Use of Ticagrelor With or Without Aspirin Compared With Aspirin Alone in Patients With Acute Coronary Syndromes Undergoing Coronary Artery Bypass Grafting. JAMA Cardiol, 2016, 1 (8): 921-928.

[161] Task Force on the management of ST-segment elevation acute myocardial infarction of the European Society of Cardiology (ESC), Steg PG, James SK, et al. ESC Guidelines for the management of acute myocardial infarction in patients presenting with ST-segment elevation. Eur Heart J, 2012, 33 (20): 2569-2619.

[162] Kirchhof P, Dipak K, Casadei B, et al. 2016 ESC Guidelines for the management of atrial fibrillation developed in collaboration with EACTS: The Task Force for the management of atrial fibrillation of the European Society of Cardiology (ESC). European Heart Journal, 2016, 37 (38): 2853.

[163] Hastings S, Myles P, McIlroy D. Aspirin and coronary artery surgery: a systematic review and meta-analysis. Br J Anaesth, 2015, 115 (3): 376-385.

[164] Myles PS, Smith JA, Forbes A, et al. Stopping *vs.* Continuing Aspirin before Coronary Artery Surgery. N Engl J Med, 2016, 374 (8): 728-737.

[165] Dacey LJ, Munoz JJ, Johnson ER, et al. Effect of preoperative aspirin use on mortality in coronary artery bypass grafting patients. Ann Thorac Surg, 2000, 70 (6): 1986-1990.

[166] Hansson EC, Shams Hakimi C, Åström-Olsson K, et al. Effects of ex vivo platelet supplementation on platelet aggregability in blood samples from patients treated with acetylsalicylic acid, clopidogrel, or ticagrelor. Br J Anaesth, 2014, 112 (3): 570-575.

[167] Martin AC, Berndt C, Calmette L, et al. The effectiveness of platelet supplementation for the reversal of ticagrelor-induced inhibition of platelet aggregation: An in-vitro study. Eur J Anaesthesiol, 2016, 33 (5): 361-367.

[168] O'Connor SA, Amour J, Mercadier A1, et al. Efficacy of ex vivo autologous and in vivo platelet transfusion in the reversal of P_2Y_{12} inhibition by clopidogrel, prasugrel, and ticagrelor: the APTITUDE study. Circ Cardiovasc Interv, 2015, 8 (11): e002786.

[169] Malm CJ, Hansson EC, Åkesson J, et al. Preoperative platelet function predicts perioperative bleeding complications in ticagrelor-treated cardiac surgery patients: a prospective observational study. Br J Anaesth, 2016, 117 (3): 309-315.

[170] Storey RF, Bliden KP, Ecob R, et al. Earlier recovery of platelet function after discontinuation of treatment with ticagrelor compared with clopidogrel in patients with high antiplatelet responses. J Thromb Haemost, 2011, 9 (9): 1730-1737.

[171] Hansson EC, Malm CJ, Hesse C, et al. Platelet function recovery after ticagrelor withdrawal in patients awaiting urgent coronary surgery. Eur J Cardiothorac Surg, 2017, 51 (4): 633-637.

[172] Kwak YL, Kim JC, Choi YS, et al. Clopidogrel responsiveness regardless of the discontinuation date predicts increased blood loss and transfusion requirement after off-pump coronary artery bypass graft

surgery. J Am Coll Cardiol, 2010, 56 (24): 1994-2002.

[173] Ranucci M, Baryshnikova E, Soro G, et al. Multiple electrode whole-blood aggregometry and bleeding in cardiac surgery patients receiving thienopyridines. Ann Thorac Surg, 2011, 91 (1): 123-129.

[174] Ranucci M, Colella D, Baryshnikova E, et al. Effect of preoperative P_2Y_{12} and thrombin platelet receptor inhibition on bleeding after cardiac surgery. Br J Anaesth, 2014, 113 (6): 970-976.

[175] Mahla E, Suarez TA, Bliden KP, et al. Platelet function measurement-based strategy to reduce bleeding and waiting time in clopidogrel-treated patients undergoing coronary artery bypass graft surgery: the timing based on platelet function strategy to reduce clopidogrel-associated bleeding relat. Circulation Cardiovascular Interventions, 2012, 5 (2): 261-269.

[176] Vries MJ, Bouman HJ, Olie RH, et al. Determinants of agreement between proposed therapeutic windows of platelet function tests in vulnerable patients. Eur Heart J Cardiovasc Pharmacother, 2017, 3 (1): 11-17.

[177] Nocerino AG, Achenbach S, Taylor AJ. Meta-analysis of effect of single versus dual antiplatelet therapy on early patency of bypass conduits after coronary artery bypass grafting. Am J Cardiol, 2013, 112 (10): 1576-1579.

[178] Mannacio VA, Di Tommaso L, Antignan A, et al. Aspirin plus clopidogrel for optimal platelet inhibition following off-pump coronary artery bypass surgery: results from the CRYSSA (prevention of Coronary arteRY bypaSS occlusion After off-pump procedures) randomised study. Heart, 2012, 98 (23): 1710-1715.

[179] Morrow DA, Braunwald E, Bonaca MP, et al. Vorapaxar in the secondary prevention of atherothrombotic events. N Engl J Med, 2012, 366 (15): 1404-1413.

[180] James SK, Roe MT, Cannon CP, et al. Ticagrelor versus clopidogrel in patients with acute coronary syndromes intended for non-invasive management: substudy from prospective randomised PLATelet inhibition and patient Outcomes (PLATO) trial. BMJ, 2011, 342: d3527.

[181] Prami T, Khanfir H, Deleskog A, et al. Clinical factors associated with initiation of and persistence with ADP receptor-inhibiting oral antiplatelet treatment after acute coronary syndrome: a nationwide cohort study from Finland. BMJ Open, 2016, 6 (11): e012604.

[182] Iannaccone M, Quadri G, Taha S, et al. Prevalence and predictors of culprit plaque rupture at OCT in patients with coronary artery disease: a meta-analysis. Eur Heart J Cardiovasc Imaging, 2016, 17 (10): 1128-1137.

[183] Sørensen R, Hansen ML, Abildstrom SZ, et al. Risk of bleeding in patients with acute myocardial infarction treated with different combinations of aspirin, clopidogrel, and vitamin K antagonists in Denmark: a retrospective analysis of nationwide registry data. Lancet, 2009, 374 (9706): 1967-1974.

[184] Hansen ML, Sørensen R, Clausen MT, et al. Risk of bleeding with single, dual, or triple therapy with

warfarin, aspirin, and clopidogrel in patients with atrial fibrillation. Arch Intern Med, 2010, 170 (16): 1433-1441.

[185] Dans AL, Connolly SJ, Wallentin L, et al. Concomitant use of antiplatelet therapy with dabigatran or warfarin in the Randomized Evaluation of Long-Term Anticoagulation Therapy (RE-LY) trial. Circulation, 2013, 127 (5): 634-640.

[186] Oldgren J, Budaj A, Granger CB, et al. Dabigatran *vs.* placebo in patients with acute coronary syndromes on dual antiplatelet therapy: a randomized, double-blind, phase II trial. Eur Heart J, 2011, 32 (22): 2781-2789.

[187] Lopes RD, Al-Khatib SM, Wallentin L, et al. Efficacy and safety of apixaban compared with warfarin according to patient risk of stroke and of bleeding in atrial fibrillation: a secondary analysis of a randomised controlled trial. Lancet, 2012, 380 (9855): 1749-1758.

[188] Barnes GD, Gu X, Haymart B, et al. The predictive ability of the CHADS2 and CHA2DS2-VASc scores for bleeding risk in atrial fibrillation: the MAQI (2) experience. Thromb Res, 2014, 134 (2): 294-299.

[189] Roldán V, Marín F, Manzano-Fernández S, et al. The HAS-BLED score has better prediction accuracy for major bleeding than CHADS2 or CHA2DS2-VASc scores in anticoagulated patients with atrial fibrillation. J Am Coll Cardiol, 2013, 62 (23): 2199-2204.

[190] Hijazi Z, Oldgren J, Lindbäck J, et al. The novel biomarker-based ABC (age, biomarkers, clinical history)-bleeding risk score for patients with atrial fibrillation: a derivation and validation study. Lancet, 2016, 387 (10035): 2302-2311.

[191] Gibson CM, Mehran R, Bode C, et al. Prevention of Bleeding in Patients with Atrial Fibrillation Undergoing PCI. N Engl J Med, 2016, 375 (25): 2423-2434.

[192] Sarafoff N, Martischnig A, Wealer J, et al. Triple therapy with aspirin, prasugrel, and vitamin K antagonists in patients with drug-eluting stent implantation and an indication for oral anticoagulation. J Am Coll Cardiol, 2013, 61 (20): 2060-2066.

[193] Dewilde WJ, Oirbans T, Verheugt FW, et al. Use of clopidogrel with or without aspirin in patients taking oral anticoagulant therapy and undergoing percutaneous coronary intervention: an open-label, randomised, controlled trial. Lancet, 2013, 381 (9872): 1107-1115.

[194] Gibson CM, Pinto DS, Chi G, et al. Recurrent Hospitalization Among Patients With Atrial Fibrillation Undergoing Intracoronary Stenting Treated With 2 Treatment Strategies of Rivaroxaban or a Dose-Adjusted Oral Vitamin K Antagonist Treatment Strategy. Circulation, 2017, 135 (4): 323-333.

[195] Fiedler KA, Maeng M, Mehilli J, et al. Duration of Triple Therapy in Patients Requiring Oral Anticoagulation After Drug-Eluting Stent Implantation: The ISAR-TRIPLE Trial. J Am Coll Cardiol,

2015, 65 (16): 1619-1629.

[196] Lamberts M, Olesen JB, Ruwald MH, et al. Bleeding after initiation of multiple antithrombotic drugs, including triple therapy, in atrial fibrillation patients following myocardial infarction and coronary intervention: a nationwide cohort study. Circulation, 2012, 126 (10): 1185-1193.

[197] Lamberts M, Gislason GH, Olesen JB, et al. Oral anticoagulation and antiplatelets in atrial fibrillation patients after myocardial infarction and coronary intervention. J Am Coll Cardiol, 2013, 62 (11): 981-989.

[198] Lamberts M, Gislason GH, Lip GY, et al. Antiplatelet therapy for stable coronary artery disease in atrial fibrillation patients taking an oral anticoagulant: a nationwide cohort study. Circulation, 2014, 129 (15): 1577-1585.

[199] Connolly SJ, Ezekowitz MD, Yusuf S, et al. Dabigatran versus warfarin in patients with atrial fibrillation. N Engl J Med, 2009, 361 (12): 1139-1151.

[200] Rose A. Rivaroxaban versus warfarin in nonvalvular atrial fibrillation. New England Journal of Medicine, 2011, 365 (10): 883.

[201] Granger CB, Alexander JH, McMurray JJ, et al. Apixaban versus warfarin in patients with atrial fibrillation. N Engl J Med, 2011, 365 (11): 981-992.

[202] Giugliano RP, Ruff CT, Braunwald E, et al. Edoxaban versus warfarin in patients with atrial fibrillation. N Engl J Med, 2013, 369 (22): 2093-2104.

[203] Hawn MT, Graham LA, Richman JS, et al. Risk of major adverse cardiac events following noncardiac surgery in patients with coronary stents. JAMA, 2013, 310 (14): 1462-1472.

[204] Ariotti S, Adamo M, Costa F, et al. Is Bare-Metal Stent Implantation Still Justifiable in High Bleeding Risk Patients Undergoing Percutaneous Coronary Intervention? A Pre-Specified Analysis From the ZEUS Trial. JACC Cardiovasc Interv, 2016, 9 (5): 426-436.

[205] Kristensen SD, Knuuti J, Saraste A, et al. 2014 ESC/ESA Guidelines on non-cardiac surgery: cardiovascular assessment and management: The Joint Task Force on non-cardiac surgery: cardiovascular assessment and management of the European Society of Cardiology (ESC) and the European Society of Anaesthesiology (ESA). Eur J Anaesthesiol, 2014, 31 (10): 517-573.

[206] Chee YL, Crawford JC, Watson HG, et al. Guidelines on the assessment of bleeding risk prior to surgery or invasive procedures. British Committee for Standards in Haematology. Br J Haematol, 2008, 140 (5): 496-504.

[207] Fleisher LA, Fleischmann KE, Auerbach AD, et al. 2014 ACC/AHA guideline on perioperative cardiovascular evaluation and management of patients undergoing noncardiac surgery: a report of the American College of Cardiology/American Heart Association Task Force on practice guidelines. J Am

Coll Cardiol, 2014, 64 (22): e77-137.

[208] Glance LG, Lustik SJ, Hannan EL, et al. The Surgical Mortality Probability Model: derivation and validation of a simple risk prediction rule for noncardiac surgery. Ann Surg, 2012, 255 (4): 696-702.

[209] Glance LG, Lustik SJ, Hannan EL, et al. The Surgical Mortality Probability Model: derivation and validation of a simple risk prediction rule for noncardiac surgery. Ann Surg, 2012, 255 (4): 696-702.

[210] Rossini R, Musumeci G, Visconti LO, et al. Perioperative management of antiplatelet therapy in patients with coronary stents undergoing cardiac and non-cardiac surgery: a consensus document from Italian cardiological, surgical and anaesthesiological societies. EuroIntervention, 2014, 10 (1): 38-46.

[211] Chapman TW, Bowley DM, Lambert AW, et al. Haemorrhage associated with combined clopidogrel and aspirin therapy. Eur J Vasc Endovasc Surg, 2001, 22 (5): 478-479.

[212] Ernst A, Eberhardt R, Wahidi M, et al. Effect of routine clopidogrel use on bleeding complications after transbronchial biopsy in humans. Chest, 2006, 129 (3): 734-737.

[213] Moore M, Power M. Perioperative hemorrhage and combined clopidogrel and aspirin therapy. Anesthesiology, 2004, 101 (3): 792-794.

[214] Burger W, Chemnitius JM, Kneissl GD, et al. Low-dose aspirin for secondary cardiovascular prevention - cardiovascular risks after its perioperative withdrawal versus bleeding risks with its continuation - review and meta-analysis. J Intern Med, 2005, 257 (5): 399-414.

[215] Merritt JC, Bhatt DL. The efficacy and safety of perioperative antiplatelet therapy. J Thromb Thrombolysis, 2004, 17 (1): 21-27.

[216] Berger PB, Kleiman NS, Pencina MJ, et al. Frequency of major noncardiac surgery and subsequent adverse events in the year after drug-eluting stent placement results from the EVENT (Evaluation of Drug-Eluting Stents and Ischemic Events)Registry. JACC Cardiovasc Interv, 2010, 3 (9): 920-927.

[217] van Kuijk JP, Flu WJ, Schouten O, et al. Timing of noncardiac surgery after coronary artery stenting with bare metal or drug-eluting stents. Am J Cardiol, 2009, 104 (9): 1229-1234.

[218] Diamantis T, Tsiminikakis N, Skordylaki A, et al. Alterations of hemostasis after laparoscopic and open surgery. Hematology, 2007, 12 (6): 561-570.

[219] Rajagopalan S, Ford I, Bachoo P, et al. Platelet activation, myocardial ischemic events and postoperative non-response to aspirin in patients undergoing major vascular surgery. Journal of Thrombosis & Haemostasis, 2007, 5 (10): 2028-2035.

[220] Grines CL, Bonow RO, Casey DE Jr, et al. Prevention of premature discontinuation of dual antiplatelet therapy in patients with coronary artery stents: a science advisory from the American Heart Association, American College of Cardiology, Society for Cardiovascular Angiography and Interventions, American

College of Surgeons, and American Dental Association, with representation from the American College of Physicians. Circulation, 2007, 115 (6): 813-818.

[221] Levine GN, Bates ER, Blankenship JC, et al. 2011 ACCF/AHA/SCAI Guideline for Percutaneous Coronary Intervention. A report of the American College of Cardiology Foundation/American Heart Association Task Force on Practice Guidelines and the Society for Cardiovascular Angiography and Interventions. J Am Coll Cardiol, 2011, 58 (24): e44-122.

[222] Fleisher LA, Beckman JA, Brown KA, et al. ACC/AHA 2007 guidelines on perioperative cardiovascular evaluation and care for noncardiac surgery: a report of the American College of Cardiology/American Heart Association Task Force on Practice Guidelines (Writing Committee to Revise the 2002 Guidelines on Perioperative Cardiovascular Evaluation for Noncardiac Surgery) developed in collaboration with the American Society of Echocardiography, American Society of Nuclear Cardiology, Heart Rhythm Society, Society of Cardiovascular Anesthesiologists, Society for Cardiovascular Angiography and Interventions, Society for Vascular Medicine and Biology, and Society for Vascular Surgery. J Am Coll Cardiol, 2007, 50 (17): e159-241.

[223] Brar SS, Kim J, Brar SK, et al. Long-term outcomes by clopidogrel duration and stent type in a diabetic population with de novo coronary artery lesions. J Am Coll Cardiol, 2008, 51 (23): 2220-2227.

[224] Eisenstein EL, Anstrom KJ, Kong DF, et al. Clopidogrel use and long-term clinical outcomes after drug-eluting stent implantation. JAMA, 2007, 297 (2): 159-168.

[225] Navarese EP, Tandjung K, Claessen B, et al. Safety and efficacy outcomes of first and second generation durable polymer drug eluting stents and biodegradable polymer biolimus eluting stents in clinical practice: comprehensive network meta-analysis. BMJ, 2013, 347: f6530.

[226] Egholm G, Kristensen SD, Thim T, et al. Risk Associated With Surgery Within 12 Months After Coronary Drug-Eluting Stent Implantation. J Am Coll Cardiol, 2016, 68 (24): 2622-2632.

[227] Holcomb CN, Graham LA, Richman JS, et al. The Incremental Risk of Coronary Stents on Postoperative Adverse Events: A Matched Cohort Study. Ann Surg, 2016, 263 (5): 924-930.

[228] Kolh P, Windecker S, Alfonso F, et al. 2014 ESC/EACTS Guidelines on myocardial revascularization: the Task Force on Myocardial Revascularization of the European Society of Cardiology (ESC) and the European Association for Cardio-Thoracic Surgery (EACTS). Developed with the special contribution of the European Association of Percutaneous Cardiovascular Interventions (EAPCI). Eur J Cardiothorac Surg, 2014, 46 (4): 517-592.

[229] Savonitto S, D'Urbano M, Caracciolo M, et al. Urgent surgery in patients with a recently implanted coronary drug-eluting stent: a phase II study of 'bridging' antiplatelet therapy with tirofiban during

temporary withdrawal of clopidogrel. Br J Anaesth, 2010, 104 (3): 285-291.

[230] Qamar A, Bhatt DL. Current status of data on cangrelor. Pharmacol Ther, 2016, 159: 102-109.

[231] Angiolillo DJ, Firstenberg MS, Price MJ, et al. Bridging antiplatelet therapy with cangrelor in patients undergoing cardiac surgery: a randomized controlled trial. JAMA, 2012, 307 (3): 265-274.

[232] Abualsaud AO, Eisenberg MJ. Perioperative management of patients with drug-eluting stents. JACC Cardiovasc Interv, 2010, 3 (2): 131-142.

[233] Dimitrova G, Tulman DB, Bergese SD. Perioperative management of antiplatelet therapy in patients with drug-eluting stents. HSR Proc Intensive Care Cardiovasc Anesth, 2012, 4 (3): 153-167.

[234] Kałuza GL, Joseph J, Lee JR, et al. Catastrophic outcomes of noncardiac surgery soon after coronary stenting. J Am Coll Cardiol, 2000, 35 (5): 1288-1294.

[235] van Werkum JW, Heestermans AA, Zomer AC, et al. Predictors of coronary stent thrombosis: the Dutch Stent Thrombosis Registry. J Am Coll Cardiol, 2009, 53 (16): 1399-1409.

[236] Iakovou I, Schmidt T, Bonizzoni E, et al. Incidence, predictors, and outcome of thrombosis after successful implantation of drug-eluting stents. JAMA, 2005, 293 (17): 2126-2130.

[237] Bay C, Cyr PL, Jensen I. Estimating The Value Of Cangrelor From Eliminating Preloading In Coronary Artery Bypass Graft (Cabg) Patients. Value Health, 2014, 17 (7): A480.

[238] De Servi S, Morici N, Boschetti E, et al. Bridge therapy or standard treatment for urgent surgery after coronary stent implantation: Analysis of 314 patients. Vascul Pharmacol, 2016, 80: 85-90.

[239] Voeltz MD, Manoukian SV. Cangrelor in patients undergoing cardiac surgery: the BRIDGE study. Expert Review of Cardiovascular Therapy, 2013, 11 (11): 811-816.

[240] Sawaya FJ, Morice MC, Spaziano M, et al. Short-versus long-term Dual Antiplatelet therapy after drug-eluting stent implantation in women versus men: A sex-specific patient-level pooled-analysis of six randomized trials. Catheterization & Cardiovascular Interventions, 2017, 89 (2): 178.

[241] Gargiulo G, Ariotti S, Santucci A, et al. Impact of Sex on 2-Year Clinical Outcomesin Patients Treated With 6-Month or 24-Month Dual-Antiplatelet Therapy Duration : A Pre-Specified Analysis From the PRODIGY Trial. Jacc Cardiovasc Interv, 2016, 9 (17): 1780-1789.

[242] Meredith IT, Tanguay JF, Kereiakes DJ, et al. Diabetes Mellitus and Prevention of Late Myocardial Infarction After Coronary Stenting in the Randomized Dual Antiplatelet Therapy Study. Circulation, 2016, 133 (18): 1772-1782.

[243] Steg PG, Bhatt DL, Wilson PW, et al. One-year cardiovascular event rates in outpatients with atherothrombosis. JAMA, 2007, 297 (11): 1197-1206.

[244] Cacoub PP, Bhatt DL, Steg PG, et al. Patients with peripheral arterial disease in the CHARISMA trial. Eur

[245] Bonaca MP, Gutierrez JA, Creager MA, et al. Acute Limb Ischemia and Outcomes With Vorapaxar in Patients With Peripheral Artery Disease: Results From the Trial to Assess the Effects of Vorapaxar in Preventing Heart Attack and Stroke in Patients With Atherosclerosis-Thrombolysis in Myocardial Infarction 50 (TRA2°P-TIMI 50). Circulation, 2016, 133 (10): 997-1005.

[246] Franzone A, Piccolo R, Gargiulo G, et al. Prolonged vs Short Duration of Dual Antiplatelet Therapy After Percutaneous Coronary Intervention in Patients With or Without Peripheral Arterial Disease: A Subgroup Analysis of the PRODIGY Randomized Clinical Trial. JAMA Cardiol, 2016, 1 (7): 795-803.

[247] Giustino G, Chieffo A, Palmerini T, et al. Efficacy and Safety of Dual Antiplatelet Therapy After Complex PCI. J Am Coll Cardiol, 2016, 68 (17): 1851-1864.

[248] Armstrong EJ, Sab S, Singh GD, et al. Predictors and outcomes of recurrent stent thrombosis: results from a multicenter registry. JACC Cardiovasc Interv, 2014, 7 (10): 1105-1113.

[249] Halvorsen S, Storey RF, Rocca B, et al. Management of antithrombotic therapy after bleeding in patients with coronary artery disease and/or atrial fibrillation: expert consensus paper of the European Society of Cardiology Working Group on Thrombosis. Eur Heart J, 2017, 38 (19): 1455-1462.

[250] Amin AP, Bachuwar A, Reid KJ, et al. Nuisance bleeding with prolonged dual antiplatelet therapy after acute myocardial infarction and its impact on health status. J Am Coll Cardiol, 2013, 61 (21): 2130-2138.

[251] Kristensen SD, Laut KG, Fajadet J, et al. Reperfusion therapy for ST elevation acute myocardial infarction 2010/2011: current status in 37 ESC countries. Eur Heart J, 2014, 35 (29): 1957-1970.

[252] Organization for Economic Co-operation and Development. OECD Health Statistics 2016. http://www.oecd.org/els/health-systems/health-data.htm (1 January 2017).

[253] British Cardiovascular Intervention Society. http://www.bcis.org.uk/ (1 January 2017).

[254] Pilgrim T, Vranckx P, Valgimigli M, et al. Risk and timing of recurrent ischemic events among patients with stable ischemic heart disease, non-ST-segment elevation acute coronary syndrome, and ST-segment elevation myocardial infarction. Am Heart J, 2016, 175: 56-65.

[255] Taniwaki M, Stefanini GG, Silber S, et al. 4-year clinical outcomes and predictors of repeat revascularization in patients treated with new-generation drug-eluting stents: a report from the RESOLUTE All-Comers trial (A Randomized Comparison of a Zotarolimus-Eluting Stent With an Everolimus-Eluting Stent for Percutaneous Coronary Intervention). J Am Coll Cardiol, 2014, 63 (16): 1617-1625.

[256] McAllister KS, Ludman PF, Hulme W, et al. A contemporary risk model for predicting 30-day mortality following percutaneous coronary intervention in England and Wales. Int J Cardiol, 2016, 210: 125-132.

[257] Brennan JM, Curtis JP, Dai D, et al. Enhanced mortality risk prediction with a focus on high-risk percutaneous coronary intervention: results from 1, 208, 137 procedures in the NCDR (National Cardiovascular Data Registry). JACC Cardiovasc Interv, 2013, 6 (8): 790-799.

[258] Byrne RA, Serruys PW, Baumbach A, et al. Report of a European Society of Cardiology-European Association of Percutaneous Cardiovascular Interventions task force on the evaluation of coronary stents in Europe: executive summary. Eur Heart J, 2015, 36 (38): 2608-2620.

[259] Serruys PW, Morice MC, Kappetein AP, et al. Percutaneous coronary intervention versus coronary-artery bypass grafting for severe coronary artery disease. N Engl J Med, 2009, 360 (10): 961-972.

[260] Taniwaki M, Windecker S, Zaugg S, et al. The association between in-stent neoatherosclerosis and native coronary artery disease progression: a long-term angiographic and optical coherence tomography cohort study. Eur Heart J, 2015, 36 (32): 2167-2176.

[261] Doyle B, Rihal CS, O'Sullivan CJ, et al. Outcomes of stent thrombosis and restenosis during extended follow-up of patients treated with bare-metal coronary stents. Circulation, 2007, 116 (21): 2391-2398.

[262] Räber L, Magro M, Stefanini GG, et al. Very late coronary stent thrombosis of a newer-generation everolimus-eluting stent compared with early-generation drug-eluting stents: a prospective cohort study. Circulation, 2012, 125 (9): 1110-1121.

[263] Yamaji K, Kimura T, Morimoto T, et al. Very long-term (15 to 20 years) clinical and angiographic outcome after coronary bare metal stent implantation. Circ Cardiovasc Interv, 2010, 3 (5): 468-475.

[264] Räber L, Wohlwend L, Wigger M, et al. Five-year clinical and angiographic outcomes of a randomized comparison of sirolimus-eluting and paclitaxel-eluting stents: results of the Sirolimus-Eluting Versus Paclitaxel-Eluting Stents for Coronary Revascularization LATE trial. Circulation, 2011, 123 (24): 2819-28, 6 p following 2828.

[265] Mohr FW, Morice MC, Kappetein AP, et al. Coronary artery bypass graft surgery versus percutaneous coronary intervention in patients with three-vessel disease and left main coronary disease: 5-year follow-up of the randomised, clinical SYNTAX trial. Lancet, 2013, 381 (9867): 629-638.

[266] Mauri L, Kereiakes DJ, Yeh RW, et al. Twelve or 30 months of dual antiplatelet therapy after drug-eluting stents. N Engl J Med, 2014, 371 (4): 2155-2166.

[267] Morice MC, Serruys PW, Sousa JE, et al. A randomized comparison of a sirolimus-eluting stent with a standard stent for coronary revascularization. N Engl J Med, 2002, 346 (23): 1773-1780.

[268] Moses JW, Leon MB, Popma JJ, et al. Sirolimus-eluting stents versus standard stents in patients with stenosis in a native coronary artery. N Engl J Med, 2003, 349 (14): 1315-1323.

[269] Stone GW, Ellis SG, Cox DA, et al. A polymer-based, paclitaxel-eluting stent in patients with coronary

artery disease. Acc Current Journal Review, 2004, 13 (3): 1142-1142.

[270] Bangalore S, Kumar S, Fusaro M, et al. Short- and long-term outcomes with drug-eluting and bare-metal coronary stents: a mixed-treatment comparison analysis of 117 762 patient-years of follow-up from randomized trials. Circulation, 2012, 125 (23): 2873-2891.

[271] Kalesan B, Pilgrim T, Heinimann K, et al. Comparison of drug-eluting stents with bare metal stents in patients with ST-segment elevation myocardial infarction. Eur Heart J, 2012, 33 (8): 977-987.

[272] Gada H, Kirtane AJ, Newman W, et al. 5-year results of a randomized comparison of XIENCE V everolimus-eluting and TAXUS paclitaxel-eluting stents: final results from the SPIRIT III trial (clinical evaluation of the XIENCE V everolimus eluting coronary stent system in the treatment of patients with de novo native coronary artery lesions). JACC Cardiovasc Interv, 2013, 6 (12): 1263-1266.

[273] Serruys PW, Farooq V, Kalesan B, et al. Improved safety and reduction in stent thrombosis associated with biodegradable polymer-based biolimus-eluting stents versus durable polymer-based sirolimus-eluting stents in patients with coronary artery disease: final 5-year report of the LEADERS (Limus Eluted From A Durable Versus ERodable Stent Coating) randomized, noninferiority trial. JACC Cardiovasc Interv, 2013, 6 (8): 777-789.

[274] Wijns W, Steg PG, Mauri L, et al. Endeavour zotarolimus-eluting stent reduces stent thrombosis and improves clinical outcomes compared with cypher sirolimus-eluting stent: 4-year results of the PROTECT randomized trial. Eur Heart J, 2014, 35 (40): 2812-2820.

[275] Sabaté M, Brugaletta S, Cequier A, et al. Clinical outcomes in patients with ST-segment elevation myocardial infarction treated with everolimus-eluting stents versus bare-metal stents (EXAMINATION): 5-year results of a randomised trial. Lancet, 2016, 387 (10016): 357-366.

[276] Valgimigli M, Sabaté M, Kaiser C, et al. Effects of cobalt-chromium everolimus eluting stents or bare metal stent on fatal and non-fatal cardiovascular events: patient level meta-analysis. BMJ, 2014, 349: g6427.

[277] Valgimigli M, Borghesi M, Tebaldi M, et al. Should duration of dual antiplatelet therapy depend on the type and/or potency of implanted stent? A pre-specified analysis from the PROlonging Dual antiplatelet treatment after Grading stent-induced Intimal hyperplasia studY (PRODIGY). Eur Heart J, 2013, 34 (12): 909-919.

[278] Valgimigli M, Tebaldi M, Borghesi M, et al. Two-year outcomes after first- or second-generation drug-eluting or bare-metal stent implantation in all-comer patients undergoing percutaneous coronary intervention: a pre-specified analysis from the PRODIGY study (PROlonging Dual Antiplatelet Treatment After Grading stent-induced Intimal hyperplasia studY). JACC Cardiovasc Interv, 2014,

7 (1): 20-28.

[279] Valgimigli M, Campo G, Percoco G, et al. Randomized comparison of 6- versus 24-month clopidogrel therapy after balancing anti-intimal hyperplasia stent potency in all-comer patients undergoing percutaneous coronary intervention Design and rationale for the PROlonging Dual-antiplatelet treatment after Grading stent-induced Intimal hyperplasia study (PRODIGY). Am Heart J, 2010, 160 (5): 804-811.

[280] Kereiakes DJ, Yeh RW, Massaro JM, et al. Stent Thrombosis in Drug-Eluting or Bare-Metal Stents in Patients Receiving Dual Antiplatelet Therapy. JACC Cardiovasc Interv, 2015, 8 (12): 1552-1562.

[281] Valgimigli M, Patialiakas A, Thury A, et al. Zotarolimus-eluting versus bare-metal stents in uncertain drug-eluting stent candidates. J Am Coll Cardiol, 2015, 65 (8): 805-815.

[282] Ariotti S, Adamo M, Costa F, et al. Is Bare-Metal Stent Implantation Still Justifiable in High Bleeding Risk Patients Undergoing Percutaneous Coronary Intervention? A Pre-Specified Analysis From the ZEUS Trial. Jacc Cardiovascular Interventions, 2016, 9 (5): 426.

[283] Urban P, Meredith IT, Abizaid A, et al. Polymer-free Drug-Coated Coronary Stents in Patients at High Bleeding Risk. N Engl J Med, 2015, 373 (21): 2038-2047.

[284] Bønaa KH, Mannsverk J, Wiseth R, et al. Drug-Eluting or Bare-Metal Stents for Coronary Artery Disease. N Engl J Med, 2016, 375 (13): 1242-1252.

[285] Lipinski MJ, Escarcega RO, Baker NC, et al. Scaffold Thrombosis After Percutaneous Coronary Intervention With ABSORB Bioresorbable Vascular Scaffold: A Systematic Review and Meta-Analysis. JACC Cardiovasc Interv, 2016, 9 (1): 12-24.

[286] Mukete BN, van der Heijden LC, Tandjung K, et al. Safety and efficacy of everolimus-eluting bioresorbable vascular scaffolds versus durable polymer everolimus-eluting metallic stents assessed at 1-year follow-up: A systematic review and meta-analysis of studies. Int J Cardiol, 2016, 221: 1087-1094.

[287] Serruys PW, Chevalier B, Sotomi Y, et al. Comparison of an everolimus-eluting bioresorbable scaffold with an everolimus-eluting metallic stent for the treatment of coronary artery stenosis (ABSORB II): a 3 year, randomised, controlled, single-blind, multicentre clinical trial. Lancet, 2016, 388 (10059): 2479-2491.

[288] Head SJ, Börgermann J, Osnabrugge RL, et al. Coronary artery bypass grafting: Part 2--optimizing outcomes and future prospects. Eur Heart J, 2013, 34 (37): 2873-2886.

[289] Head SJ, Kieser TM, Falk V, et al. Coronary artery bypass grafting: Part 1--the evolution over the first 50 years. Eur Heart J, 2013, 34 (37): 2862-2872.

[290] Lamy A, Devereaux PJ, Prabhakaran D, et al. Off-pump or on-pump coronary-artery bypass grafting at 30 days. N Engl J Med, 2012, 366 (16): 1489-1497.

[291] Shroyer AL, Grover FL, Hattler B, et al. On-pump versus off-pump coronary-artery bypass surgery. N Engl J Med, 2009, 361 (19): 1827-1837.

[292] Taggart DP, D'Amico R, Altman DG. Effect of arterial revascularisation on survival: a systematic review of studies comparing bilateral and single internal mammary arteries. Lancet, 2001, 358 (9285): 870-875.

[293] Taggart DP, Altman DG, Gray AM, et al. Randomized Trial of Bilateral versus Single Internal-Thoracic-Artery Grafts. N Engl J Med, 2016, 375 (26): 2540-1549.

[294] Deo SV, Dunlay SM, Shah IK, et al. Dual anti-platelet therapy after coronary artery bypass grafting: is there any benefit？ A systematic review and meta-analysis. Journal of Cardiac Surgery, 2013, 28 (2): 109-116.

[295] Nocerino AG, Achenbach S, Taylor AJ. Meta-analysis of effect of single versus dual antiplatelet therapy on early patency of bypass conduits after coronary artery bypass grafting. American Journal of Cardiology, 2013, 112 (10): 1576-1579.

[296] Lopes RD, Leonardi S, Neely B, et al. Spontaneous MI after non-ST-segment elevation acute coronary syndrome managed without revascularization: the TRILOGY ACS trial. J Am Coll Cardiol, 2016, 67 (11): 1289-1297.

[297] Guerra E, Ndrepepa G, Schulz S, et al. Impact of inhospital stent thrombosis and cerebrovascular accidents on long-term prognosis after percutaneous coronary intervention. Am Heart J, 2014, 168 (6): 862-868, e1.

[298] Cutlip DE, Windecker S, Mehran R, et al. Clinical end points in coronary stent trials: a case for standardized definitions. Circulation, 2007, 115 (17): 2344-2351.

[299] Schulz S, Schuster T, Mehilli J, et al. Stent thrombosis after drug-eluting stent implantation: incidence, timing, and relation to discontinuation of clopidogrel therapy over a 4-year period. Eur Heart J, 2009, 30 (22): 2714-2721.

[300] Byrne RA, Joner M, Kastrati A. Stent thrombosis and restenosis: what have we learned and where are we going? The Andreas Gruntzig Lecture ESC 2014. Eur Heart J, 2015, 36 (47): 3320-3331.

[301] PRESTIGE Consortium, Adriaenssens T, Byrne R. PREvention of late Stent Thrombosis by an Interdisciplinary Global European effort: PRESTIGE. Eur Heart J, 2014, 35 (32): 2128-2129.

[302] Taniwaki M, Radu MD, Zaugg S, et al. Mechanisms of very late drug-eluting stent thrombosis assessed by optical coherence tomography. Circulation, 2016, 133 (7): 650-660.

[303] Leon MB, Baim DS, Popma JJ, et al. A clinical trial comparing three antithrombotic-drug regimens after coronary-artery stenting. Stent Anticoagulation Restenosis Study Investigators. N Engl J Med, 1998, 339 (23): 1665-1671.

[304] Neumann FJ, Gawaz M, Ott I, et al. Prospective evaluation of hemostatic predictors of subacute stent

thrombosis after coronary Palmaz-Schatz stenting. J Am Coll Cardiol, 1996, 27 (1): 15-21.

[305] Kastrati A, Schühlen H, Hausleiter J, et al. Restenosis after coronary stent placement and randomization to a 4-week combined antiplatelet or anticoagulant therapy: six-month angiographic follow-up of the Intracoronary Stenting and Antithrombotic Regimen (ISAR)Trial. Circulation, 1997, 96 (2): 462-467.

[306] Chaves AJ, Sousa AG, Mattos LA, et al. Volumetric analysis of in-stent intimal hyperplasia in diabetic patients treated with or without abciximab: results of the Diabetes Abciximab steNT Evaluation (DANTE) randomized trial. Circulation, 2004, 109 (7): 861-866.

[307] Wiviott SD, Braunwald E, McCabe CH, et al. Intensive oral antiplatelet therapy for reduction of ischaemic events including stent thrombosis in patients with acute coronary syndromes treated with percutaneous coronary intervention and stenting in the TRITON- TIMI 38 trial: a subanalysis of a randomised trial. Lancet, 2008, 371 (9621): 1353-1363.

[308] Steg PG, Harrington RA, Emanuelsson H, et al. Stent thrombosis with ticagrelor versus clopidogrel in patients with acute coronary syndromes: an analysis from the prospective, randomized PLATO trial. Circulation, 2013, 128 (10): 1055-1065.

[309] Smolina K, Wright FL, Rayner M, et al. Long-term survival and recurrence after acute myocardial infarction in England, 2004 to 2010. Circ Cardiovasc Qual Outcomes, 2012, 5 (4): 532-540.

[310] Kernis SJ, Harjai KJ, Stone GW, et al. The incidence, predictors, and outcomes of early reinfarction after primary angioplasty for acute myocardial infarction. J Am Coll Cardiol, 2003, 42 (7): 1173-1177.

[311] Cannon CP, Braunwald E, McCabe CH, et al. Intensive versus moderate lipid lowering with statins after acute coronary syndromes. N Engl J Med, 2004, 350 (15): 1495-1504.

[312] Kereiakes DJ, Yeh RW, Massaro JM, et al. DAPT score utility for risk prediction in patients with or without previous myocardial infarction. J Am Coll Cardiol, 2016, 67 (21): 2492-2502.

[313] Mozaffarian D, Benjamin EJ, Go AS, et al. Heart disease and stroke statistics-2016 update: a report from the American Heart Association. Circulation, 2016, 133 (4): e38-e360.

[314] Eikelboom JW, Mehta SR, Anand SS, et al. Adverse impact of bleeding on prognosis in patients with acute coronary syndromes. Circulation, 2006, 114 (8): 774-782.

[315] Mauri L, Elmariah S, Yeh RW, et al. Causes of late mortality with dual antiplatelet therapy after coronary stents. Eur Heart J, 2016, 37 (4): 378-385.

[316] Elmariah S, Mauri L, Doros G, et al. Extended duration dual antiplatelet therapy and mortality: a systematic review and meta-analysis. Lancet, 2015, 385 (9970): 792-798.

[317] US Food and Drug Administration. FDA Drug Safety Communication: FDA review finds long-term treatment with blood-thinning medicine Plavix (clopidogrel)does not change risk of death. https://www.

fda. gov/drugs/drugsafety/ucm471286. htm.

[318] Nakamura M, Ako J, Shinke T, et al. 6 months versus 18 months dual antiplatelet treatment for patients underwent bioabsorbable polymer and abluminal coated DES deployment: NIPPON randomized study// European Society of Cardiology Scientific Session, Rome, 2016.

[319] Valgimigli M, Ariotti S, Costa F. Duration of dual antiplatelet therapy after drug-eluting stent implantation: will we ever reach a consensus？ Eur Heart J, 2015, 36 (20): 1219-1222.

[320] Collet JP, Silvain J, Barthélémy O, et al. Dual-antiplatelet treatment beyond 1 year after drug-eluting stent implantation (ARCTIC-Interruption): a randomised trial. Lancet, 2014, 384 (9954): 1577-1585.

[321] Park SJ, Park DW, Kim YH, et al. Duration of dual antiplatelet therapy after implantation of drug-eluting stents. N Engl J Med, 2010, 362 (15): 1374-1382.

[322] Helft G, Steg PG, Le Feuvre C, et al. Stopping or continuing clopidogrel 12 months after drug-eluting stent placement: the OPTIDUAL randomized trial. Eur Heart J, 2016, 37 (4): 365-374.

[323] Bonaca MP, Braunwald E, Sabatine MS. Long-term use of ticagrelor in patients with prior myocardial infarction. N Engl J Med, 2015, 373 (13): 1274-1275.

[324] Mehran R, Rao SV, Bhatt DL, et al. Standardized bleeding definitions for cardiovascular clinical trials: a consensus report from the Bleeding Academic Research Consortium. Circulation, 2011, 123 (23): 2736-2747.

[325] Chesebro JH, Knatterud G, Roberts R, et al. Thrombolysis in Myocardial Infarction (TIMI)Trial, Phase I: a comparison between intravenous tissue plasminogen activator and intravenous streptokinase. Clinical findings through hospital discharge. Circulation, 1987, 76 (1): 142-154.

[326] GUSTO investigators. An international randomized trial comparing four thrombolytic strategies for acute myocardial infarction. N Engl J Med, 1993, 329 (10): 673-682.